Band 286

Josef Schurz

Unser Gehirn

Bewußtsein und Unbewußtes

Kosmos
Gesellschaft der Naturfreunde
Franckh'sche Verlagshandlung
Stuttgart

Umschlag von Edgar Dambacher unter Verwendung eines Fotos von Johannes Lieder.
Das Bild zeigt eine Nervenzelle.
Mit 18 Zeichnungen von Klaus Meier und
4 Farbfotos aus Yokochi/Rohen, Schattauer Verlag Stuttgart und Igaku Shoin Ltd. Tokio

Die Bände der Kosmos-Bibliothek erscheinen als Vierteljahres-Buchbeigaben der Monatshefte Kosmos – Bild unserer Welt

Für die Bezieher (Mitglieder) des Kosmos bilden sie einen Bestandteil der Abonnements-Leistung

Kosmos-Bibliothek 1975:
Band 285: Bechtle, Das Tessin
Band 286: Schurz, Unser Gehirn
Band 287: Bestajovsky, Igel in Pension
Band 288: Botsch, Chemische Evolution

Änderungen vorbehalten

Über Veröffentlichungen, Bedingungen und Leistungen des Kosmos unterrichtet Sie jede Buchhandlung oder die Hauptgeschäftsstelle des „Kosmos": 7 Stuttgart 1, Postfach 640

Franckh'sche Verlagshandlung, W. Keller & Co., Stuttgart / 1975

LH 14 hö / ISBN 3-440-00286-1 / Printed in Germany / Imprimé en Allemagne
Gesamtherstellung: Konrad Triltsch, Graphischer Betrieb, 87 Würzburg

Sachregister

Unser Gehirn

Cogito – ergo sum

Cogito, ergo sum. Zu deutsch: Ich denke, also bin ich. Mit diesen Worten hat der berühmte französische Philosoph und Mathematiker RENÉ DESCARTES (1596 bis 1650) die menschliche Existenz durch die Fähigkeit des Denkens definiert. In der Tat sind die Leistungen unseres Gehirns – das Denken, Fühlen, Wollen – die charakteristischsten Eigenschaften des Menschen und zugleich seine schärfsten Waffen, denn mit ihnen hat er sich zum unangefochtenen Herrn im Naturreich gemacht. Freilich, ob er auf die Dauer auch mit den Resultaten seines Denkens und Erfindens, wie sie uns in der hochtechnisierten und zivilisierten Umwelt heute zunehmend Sorge bereiten, fertig werden wird, ist nicht so sicher. Jedenfalls aber gibt es kaum etwas Faszinierenderes, als den Wegen nachzuspüren, auf denen unser Gehirn seine phantastischen Leistungen vollbringt, und die wissenschaftliche Erforschung dieser Vorgänge ist daher ein Problem von zentraler Bedeutung. Unser Büchlein möchte in dieses wichtige Gebiet einführen und zugleich aufzeigen, wie weit wir in der Enträtselung der Geheimnisse unseres Gehirns bis heute gekommen sind. Josef Schurz

Bewußtsein und Unbewußtes

Die Innenwelt und die Außenwelt – Das Bewußtsein

Einen Menschen, namens Meier
Schubst man aus des Hauses Tor,
Und man spricht, betrunken sei er;
Selber kams ihm nicht so vor.

So heißt es bei Wilhelm Busch. Offenbar wird hier ein Zustand beschrieben, in dem die Innenwelt und die Außenwelt nicht übereinstimmen. Die Außenwelt ist das, was um uns ist; die Innenwelt ist das, was wir mit unseren Sinnesorganen auf das Gehirn projizieren: ein Abbild der Außenwelt. Gewöhnlich ist dieses Abbild recht genau und verläßlich, wie wir aus der Erfahrung wissen: Wenn unser Gehirn meldet, daß ein Stuhl in unserem Wege steht, so werden wir ziemlich sicher daran stoßen, wenn wir nicht ausweichen. Hier stimmt die Innenwelt mit der Außenwelt überein. Fehlende oder beeinträchtigte Übereinstimmung finden wir eigentlich nur dann, wenn das Gehirn gestört ist, zum Beispiel dadurch, daß es mit Hilfe von Chemikalien gewissermaßen in Ausnahmezustände versetzt wird; etwa in den Rausch, wie er durch Alkohol erzeugt wird. Darauf ist das obige Gedicht gemünzt; Wilhelm Busch, dem dieser Zustand sicher gut bekannt war, hat ihn in der gleichen Bildergeschichte auch zeichnerisch dargestellt; dazu hat er gedichtet:

Weh, jetzt wird die Straße krumm
Und es drehn sich alle Pappeln,
Und auch Meier dreht es um.

Die Mehrheit der Menschen wird jedoch zustimmen, daß dieser geschilderte Zustand nicht der normale sei. Normalerweise entsprechen sich Innenwelt und Außenwelt sehr genau, das heißt, unsere Umgebung wird sehr korrekt durch das Gehirn widergespiegelt. Wir nennen diese Widerspiegelung der Außenwelt – einschließlich unserer selbst – in unserem Gehirn das Bewußtsein; dieses bewirkt also, daß wir die Dinge unserer Umgebung in einer reproduzierbaren Weise wahrnehmen. Dabei ist es nicht so, daß einfach die Sinnesorgane, z. B. die Augen, die Außenwelt auf irgend ein Empfangsorgan in unserem Kopf projizieren; nein, es werden sehr komplizierte Manipulationen durchgeführt, die in vielem an unsere heutigen Computer erinnern. Freilich sind sie meist viel zu raffiniert, als daß sie ein Computer ausführen könnte! Nehmen wir das Radfahren: ein einfacher Vorgang, wenn man es kann. Wir

fallen nicht um, weil wir jedesmal, wenn das Rad sich neigt, durch Kurvenfahren diese Neigung ausgleichen. Das ist für uns eine einfache Sache; was das Gehirn aber dabei leisten muß, kann sich sehen lassen! Es hat nämlich nicht weniger zu tun, als die folgende Rechenaufgabe zu lösen: Das Rad muß in eine solche Kurve gelenkt werden, daß deren Radius dem Quadrat der Fahrgeschwindigkeit dividiert durch den Neigungswinkel proportional ist. Natürlich haben wir von dieser komplizierten Rechnung keine Ahnung, sie wird uns nicht bewußt – aber sie muß durchgeführt werden, sonst fallen wir um. Wir erkennen also, daß das Gehirn viel mehr tut, als bloß die Außenwelt widerspiegeln und so zur Innenwelt machen! In der modernen Computersprache würde man sagen, es ist eine komplizierte und leistungsfähige Datenverarbeitungsanlage, die sogar jedem heute bekannten ähnlichen Gerät auf elektronischer Basis weit überlegen ist, und dabei nur 25 Watt verbraucht.
Wir können sagen: Unser Gehirn erzeugt das Bewußtsein. Unter Bewußtsein wollen wir hierbei alles das verstehen, was wir „bewußt“ aufnehmen: unsere Umwelt (eben die Außenwelt), aber auch uns selbst, unsere Gefühle, unsere Gedanken, unsere Erinnerungen – eben alles, was wir gewissermaßen „im Kopf haben“. So ist das Bewußtsein die auffälligste Leistung des Gehirns, wenngleich nicht die einzige. Aber Bewußtsein ist an Gehirnfunktion gebunden; ohne Gehirn gibt es kein Bewußtsein.
Die Voraussetzung für das Zustandekommen des Bewußtseins ist die Möglichkeit, daß die Meldungen der Sinnesorgane als Eindrücke in Erscheinung treten, als Gedanken untereinander und mit den Inhalten des Gedächtnisses verglichen werden, und daß Resultate dieser Vorgänge als Entschlüsse in Willensäußerungen umgesetzt werden. Dazu ist ein leistungsfähiges System der Nachrichtenübermittlung erforderlich.

Nachrichtenübermittlung im Körper

Nachrichtenübermittlung spielt überall dort eine wichtige Rolle, wo einzelne Teile zu einem komplexen Ganzen verbunden sind: In einer Fabrik z. B. ist das Telefon unentbehrlich, wenn nicht die Produktion völlig durcheinander kommen soll. Genauso ist es im menschlichen Körper. Der leere Magen signalisiert „Hunger“, der volle „Sättigung“ – würde das erste Signal ausbleiben, so verhungerte der Mensch; leichte Störungen im Sättigungssignal sind wahrscheinlich mit daran schuld, daß wir Wohlstandsmenschen so häufig Übergewicht haben! Welche Methoden stehen nun dem Körper zur Verfügung, um die Nachrichtenübermittlung zwischen seinen einzelnen Bereichen sicherzustellen?
Im wesentlichen gibt es zwei Prinzipien. Das erste bedient sich chemischer

Boten, Hormone genannt. Sie werden in den Blutstrom eingeschleust und geraten so mit dem Blut an alle Stellen des Körpers. Befindet sich nun irgendwo ein „Empfänger“, der auf das entsprechende Hormon anspricht, so kann er die Botschaft empfangen. Dieses System ist mit den Radiowellen vergleichbar: Vom Sender ausgehend erfüllen sie den gesamten Luftraum, und wo immer ein „Radioempfänger“ steht, kann die Botschaft, hier das Rundfunkprogramm, empfangen werden.

Diese Methode ist etwas grob und auch verschwenderisch, da die Botschaft auch dorthin gelangt, wo sie gar nicht empfangen werden kann. Wie wir wissen, geht es auch anders: Beim Telefon z. B. wird die Botschaft mit Hilfe einer „Leitung“ nur an eine Stelle geleitet, nämlich zum Empfänger, für den sie gedacht war. Hat man ein genügend verzweigtes Leitungsnetz – so wie etwa das Telefonnetz –, so kann man, durch geeignete Umschaltungen, eine Botschaft von einem Punkt sehr genau an einen bestimmten anderen Punkt leiten, eben, indem man ihn „wählt“, das heißt, die richtige Verbindung herstellt. Gibt es im Körper auch etwas Analoges? In der Tat, nämlich das System unserer Nerven, die ebenfalls als Leitungsbahnen den ganzen Körper durchziehen (Bild 1) und die in sehr vielfältiger Art zusammengeschaltet werden können. Das System unserer Nervenbahnen ist bei wei-

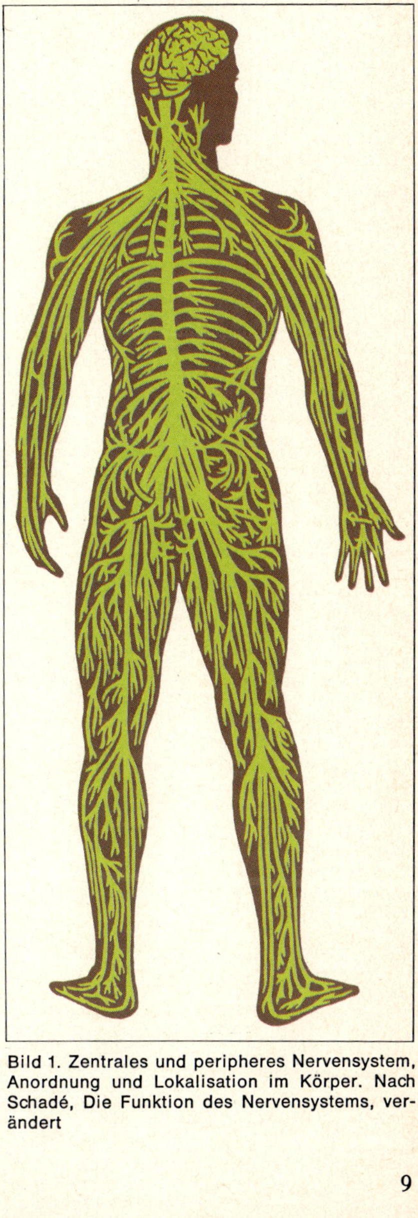

Bild 1. Zentrales und peripheres Nervensystem, Anordnung und Lokalisation im Körper. Nach Schadé, Die Funktion des Nervensystems, verändert

tem das wichtigste körpereigene System zur Nachrichtenübermittlung; ihm verdanken wir erst alle die erstaunlichen Leistungen unseres Körpers. Auch das Gehirn ist letzten Endes nichts anderes als eine besonders dichte und enge Anhäufung von Nervenbahnen und ihren Verknüpfungen.

Nerven und Gehirn

Wie alle Körperbestandteile sind auch die Nerven aus Zellen aufgebaut. Eine Nervenzelle, auch Neuron genannt, besitzt neben den üblichen Bestandteilen – wie Zellkern etc. – vor allem einen sehr langen Fortsatz, der die eigentliche Leitungsbahn darstellt (Bild 2). Er wird Axon genannt und kann bis zu einem Meter lang werden. Am Ende mündet das Axon dann in eine andere Nervenzelle ein, und so wird die Leitungsbahn fortgesetzt. Die Nachricht kann jedoch nur vom Axon in die nächste Nervenzelle laufen, nie umgekehrt. Außerdem aber hat jedes Neuron noch eine große Menge von feinen Fortsätzen, die man Dendriten nennt. Diese Dendriten sind nun ebenfalls an ihren Enden an eine andere Nervenzelle oder auch an ein Axon angekoppelt – die Verbindungsstellen nennt man

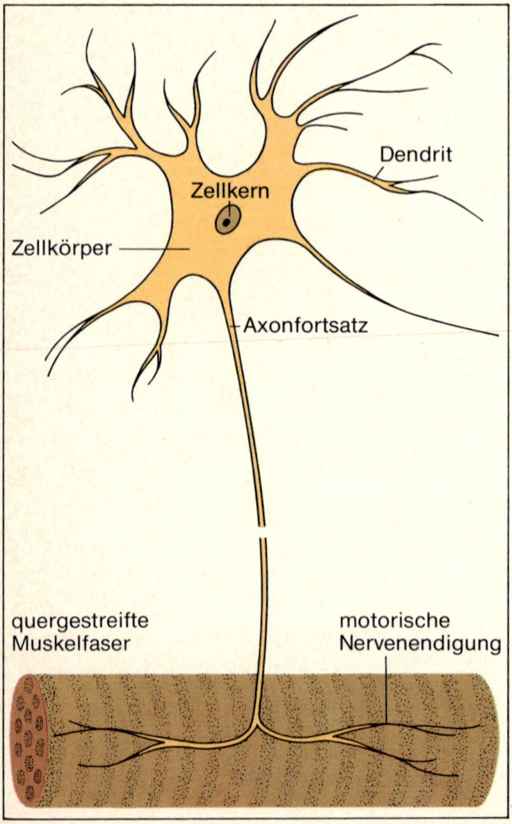

Bild 2. Verknüpfung einer motorischen Nervenzelle mit der Muskelfaser

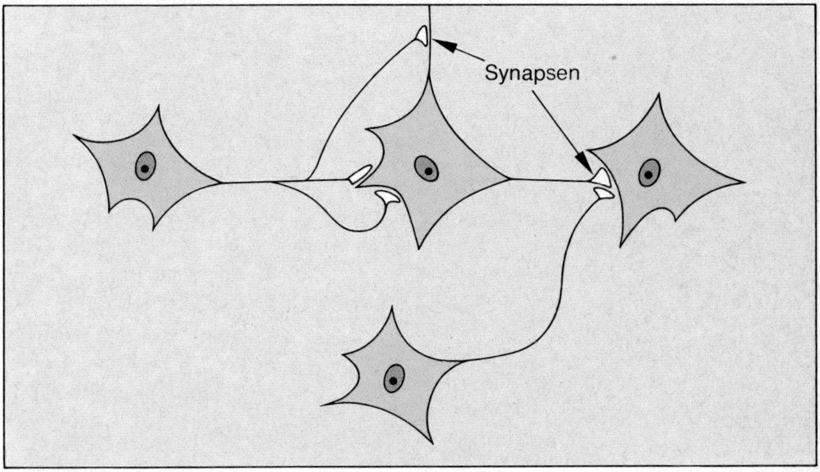

Bild 3. Synaptische Verknüpfung mehrerer Nervenzellen

Synapsen – und können diese beeinflussen, nämlich erregen oder hemmen (Bild 3). Auf diese Weise kommt eine sehr komplizierte und ungeheuer vielfältige Verzweigung zustande; ja, man hat herausgefunden, daß jede Nervenzelle im Gehirn im Durchschnitt mit nicht weniger als 10 000 anderen Nervenzellen in Verbindung steht (Bild 4)!

Nun sind noch zwei Punkte zu klären, nämlich wie die Nachricht (wir sagen auch „das Signal") in der Nervenbahn weitergeleitet wird, und wie die Ankopplung der Enden der Axone und Dendriten erfolgt.

Die Leitung des Signals erfolgt elektrisch. Allerdings nicht einfach so, daß ein elektrischer Strom fließt wie etwa durch eine Klingelleitung. Beim Nerv ist die Sache viel komplizierter; er hat eine Wandung, die Membran, die eine scharfe Trennung zwischen einer positiven Ladung außen und einer negativen innen bewirkt. Ein „Signal" besteht darin, daß die Membran umgepolt wird; diese Ladungsumkehr läuft nun auf eine nicht ganz einfache Weise die Nervenfaser entlang, sie stellt die „Nachricht" dar (Bild 5). Man nennt diese Umpolung auch die Erregung; sie wird in den Axonen mit einer Geschwindigkeit von etwa 0,5 bis 100 Metern pro Sekunde weitergeleitet; die Nervenimpulse haben eine Spannung von etwa 120 Tausendstel Volt.

Und wie erfolgt die Kopplung? Um es vorwegzunehmen: An den Kopplungsstellen, den Synapsen, berühren sich die Neuronen nicht unmittelbar. Die Übertragung eines Reizes erfolgt hier durch chemische Botenstoffe (Bild 6). Das

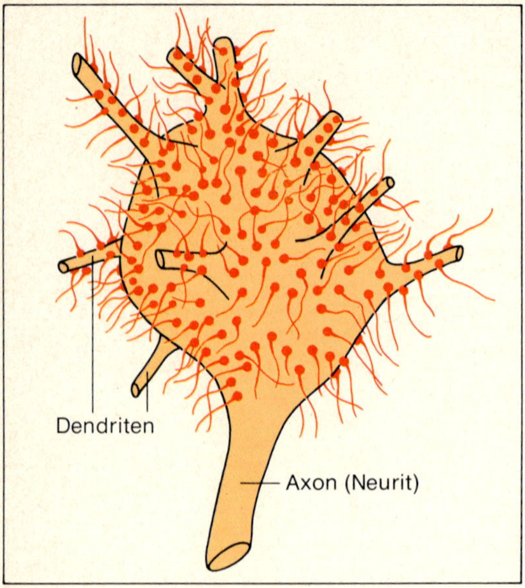

Bild 4. Nervenzelle mit zahlreichen Synapsen. (Die Axon-Enden anderer Nervenzellen sitzen dem Zellkörper auf. Die Dendriten des Zellkörpers sind hier abgeschnitten.) Stark vereinfachtes Schema

Ende des Axons oder eines Dendriten ist köpfchenartig erweitert und durch einen Spalt (synaptischer Spalt) von etwa 200 Å Breite vom nächsten Neuron getrennt. Kommt nun eine Botschaft an die Schaltstelle, so bewirkt sie, daß in der Synapse eine chemische Substanz, der Überträgerstoff, in Freiheit gesetzt wird. Dieser sickert innerhalb von etwa 2 Millisekunden durch den Spalt zur gegenüberliegenden Membran des nächsten Neurons, polt sie um und erzeugt sofort einen entsprechenden elektrischen Impuls, der nun wiederum im Axon fortläuft bis zur nächsten Synapse. Häufig sind viele Nervenzellen mit ihren Synapsen zu größeren Gruppen vereinigt, die man Nervenknoten oder Ganglien nennt. In verschiedenen Bereichen des Nervensystems werden verschiedene Überträgerstoffe verwendet.

Somit stellen die Neuronen Leitungselemente, aber auch zugleich die Speicherelemente selbst dar. Wir unterscheiden im Körper verschiedene Nervensysteme (Bild 7): Das periphere Nervensystem leitet in seinen Empfindungsnerven Meldungen zur Zentrale, mit seinen motorischen Nerven Befehle von der Zentrale zu den ausführenden Organen, z. B. den Gliedmaßen (Bild 8). Ein Teil des peripheren Nervensystems ist dem Zentrum unterstellt, wir sprechen hier vom somatischen Nervensystem im Gegensatz zu einem anderen Teil, dem vegetativen Nervensystem, das weitgehend selbständig ist und dessen Tätigkeit uns daher auch nicht bewußt wird. Das vegetative oder autonome Nervensystem regelt unter anderem die Funktion unserer inneren Organe wie Herz, Lunge, Magen, Darm – wir wissen, daß alle diese Teile von selbst, also automatisch funktionieren (Bild 9). Das vegetative Nervensystem besteht aus zwei Nerventypen: den sympathischen Nerven, die für die nach auswärts

gerichtete Aktivität verantwortlich sind, und den parasympathischen Nerven, die die nach innen gerichtete Tätigkeit, wie z. B. die Verdauung, fördern.
Die Zentrale aber wird von Rückenmark und Gehirn gebildet. Wir nennen sie auch das Zentralnervensystem (ZNS). Das Rückenmark vermittelt die sogenannten „Reflexe“, die ebenfalls unbewußt ablaufen. Das Gehirn aber ist die eigentliche Befehlsstelle und Informationsverarbeitungsanlage, zugleich der Speicher und die Schaltzentrale. Selbstverständlich besteht auch das Gehirn aus mehreren Bereichen, die ganz bestimmte Aufgaben zu erfüllen haben: Das verlängerte Rückenmark ist für eine Reihe von lebenswichtigen automatischen Programmen verantwortlich, das Stammhirn regelt Instinkte und Gefühle, das Kleinhirn koordiniert Bewegungen, und schließlich ist die Großhirnrinde der Ort für alle „höheren“ geistigen Leistungen. Unser Körper besitzt etwa 100 Milliarden Nervenzellen; davon befinden sich etwa 14 Milliarden im Gehirn, und davon wieder 9 Milliarden in der Großhirnrinde. Im Gehirn gibt es Bereiche, in denen hauptsächlich Leitungsbahnen, also Axone, vorkommen – die weiße Substanz –, und solche, in denen die Nervenzellen überwiegen – die graue Substanz.
Wir haben uns bei der Besprechung der Nervenfunktion mit Absicht kurz gefaßt, da in der Kosmos-Bibliothek bereits ausführlich darüber berichtet worden ist (Band 247).

Das Gedächtnis

Ein kleines Mädchen soll auf die Frage, was das Gedächtnis sei, geantwortet haben: „Das, womit ich vergesse.“ In der Tat ist eine der auffallendsten Leistungen unseres Gehirns die Fähigkeit des sich Erinnerns. Nur dadurch werden wir in die Lage versetzt, über die Dinge unserer Umgebung nachzudenken – heute sagt man auch zu „reflektieren“ – und Ereignisse der Vergangenheit mit solchen der Gegenwart gedanklich zu verbinden. Ja, vielfach setzt man Gedächtnis sogar mit Intelligenz gleich, wenn man von „phänomenalem“ Gedächtnis spricht. Freilich muß ein derartiges Urteil nicht stichhaltig sein, sonst gäbe es kaum das Sprichwort vom „zerstreuten Professor“.
Das Gedächtnis ist also die Fähigkeit, irgendwelche Eindrücke oder Nachrichten im Gehirn zu speichern. Bei Bedarf können wir sie dann wieder „abrufen“: Wir erinnern uns. Freilich sind uns die Gedächtnisinhalte nicht immer bewußt, sondern eben nur, wenn wir daran denken, das heißt, wenn wir sie abrufen. Wir wissen aber auch, daß diese Wiedergabe nicht immer völlig klaglos funktioniert; unser Gedächtnis ist leider dem negativen Einfluß des Vergessens ausgesetzt. Das heißt, daß die Speicherung im Gehirn nicht von Dauer ist: Sie kann insofern verlorengehen, als wir sie uns manchmal nur sehr

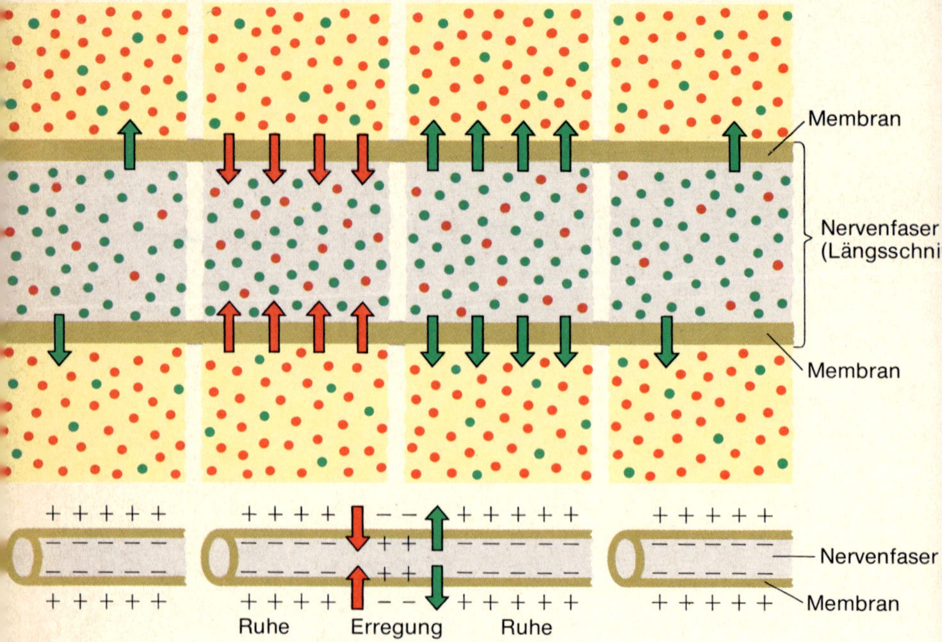

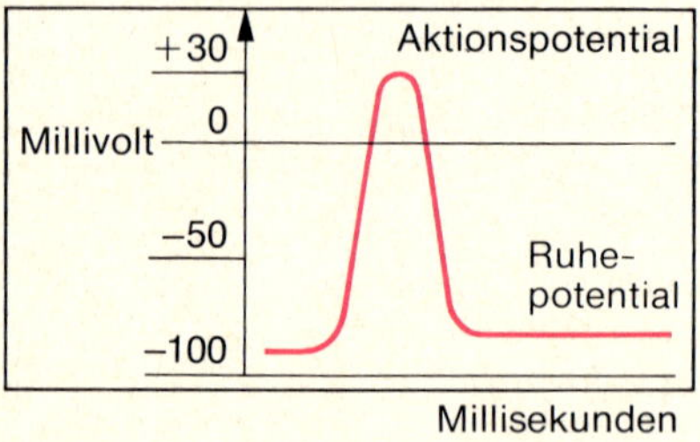

schwer oder auch gar nicht mehr bewußt machen können. Wir sagen dann, wir haben die Sache vergessen. Das Vergessen erfolgt um so leichter, je frischer der Gedächtnisinhalt ist. Um einen Sachverhalt möglichst dauerhaft im Gedächtnis festzuhalten, müssen wir oft an ihn denken; diesen Vorgang nennen wir Lernen, und das Immer-wieder-daran-Denken heißt Wiederholen. Wir wissen, daß Lernvorgänge dann am ökonomischsten ablaufen, wenn wir die Wiederholungen immer knapp vor dem Vergessen ansetzen. Freilich, nicht alle Menschen haben ein gleich gutes Gedächtnis, gerade hier merkt man sehr deutlich, daß es angeborene Unterschiede gibt – wenngleich es ebenso außer Zweifel steht, daß das Gedächtnis trainiert werden kann.

Wir wissen heute, daß es mindestens zwei Arten des Gedächtnisses gibt: das Kurzzeitgedächtnis und das Langzeitgedächtnis. Das Kurzzeitgedächtnis wirkt momentan; jeder Eindruck gelangt zuerst dorthin und wird für einige Sekunden gespeichert. Übrigens funktioniert es auch im Schlaf. Wird man zum Beispiel von einer schlagenden Kirchturmuhr geweckt, so kann man die Schläge zählen, die erfolgten, als man noch im Schlaf lag! Leider ist das Kurzzeitgedächtnis im Fassungsvermögen sehr beschränkt, es umfaßt nur etwa 8 Einheiten (Ziffern, Buchstaben, Silben). Deshalb kann man auch bei Tele-

Bild 5 (links). Fortleitung eines Nervenimpulses in der Nervenfaser; grün: K^+-Ionen, rot: Na^+-Ionen. Im Ruhezustand (links und rechts außen) ist die Zellmembran für K^+ wenig, für Na^+ so gut wie gar nicht durchlässig. K^+-Ionen können daher nach außen abwandern, so daß außerhalb der Membran die positiv, im Inneren aber die negativ geladenen Ionen überwiegen. Diesen Zustand bezeichnet man als Ruhepotential. Es ist meßbar und liegt bei etwa –90 Millivolt (mV). Kommt nun ein Nervenimpuls, so ändert sich kurzfristig die Membrandurchlässigkeit – die Membran wird umgepolt: Na^+-Ionen strömen plötzlich nach innen und bewirken hier einen Überschuß an positiven Ionen (Mitte links). So entsteht ein Aktionspotential, das bei etwa +30 mV liegt und ungefähr 1 Millisekunde (ms) dauert. Kurz darauf wird die Membran zurückgepolt: Sie schließt sich für Na^+ und öffnet sich für K^+ (Mitte rechts). Für die richtige Verteilung von K^+ innen und Na^+ außen sorgt dann die Ionenpumpe. Damit ist das Ruhepotential wieder hergestellt (rechts außen)

Bild 6 (unten). Schema einer Synapse (Längsschnitt). Durch eine chemische Substanz wird die Erregung von einer Nervenzelle auf die andere übertragen.

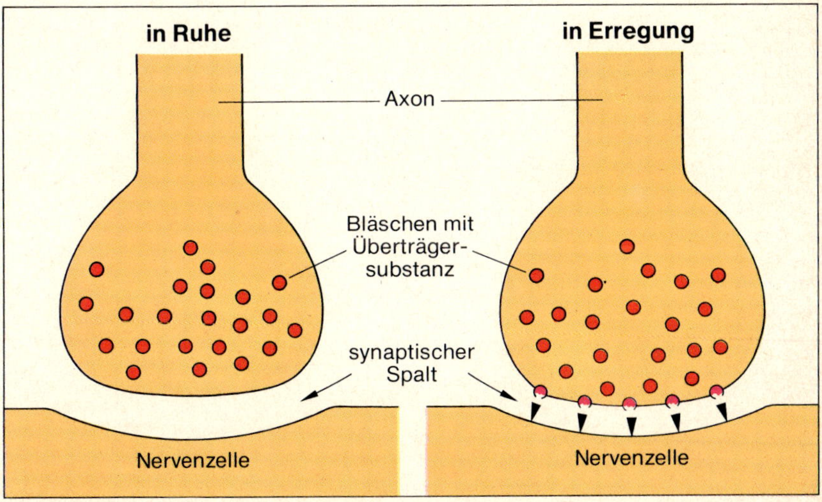

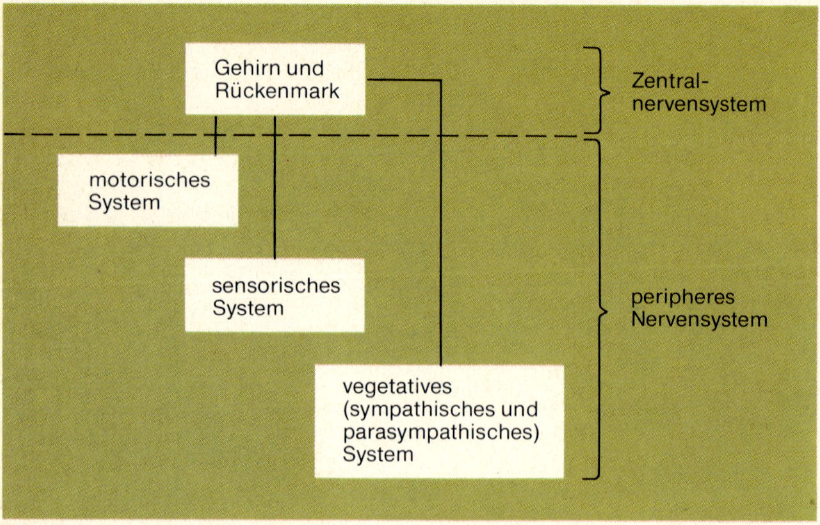

Bild 7 (oben). Die verschiedenen Nervensysteme unseres Körpers

Bild 8 (unten). Das Zentralnervensystem mit seinen zuleitenden und ableitenden Nervenbahnen. Übersicht

fonnummern oder Autokennzeichen nicht über 8 Stellen gehen: Das Kurzzeitgedächtnis würde überfordert. Bleiben wir nun beim Beispiel der Telefonnummer. Wir schlagen sie im Telefonbuch nach und übernehmen sie ins Kurzzeitgedächtnis. Dort bleibt sie einige Sekunden – dies genügt, um die Nummer zu wählen. Damit ist aber der Zweck erfüllt, und wir können sie

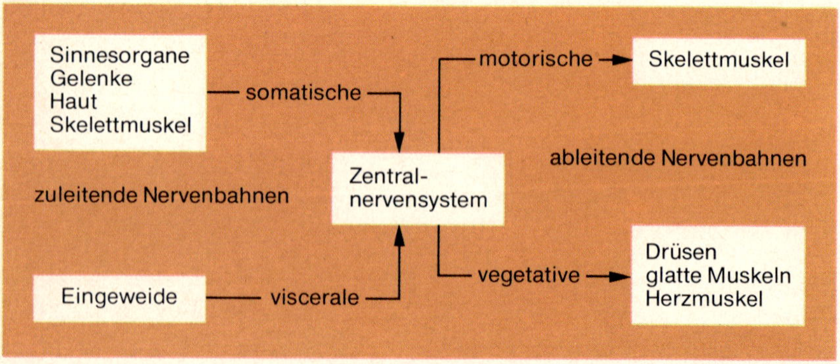

Bild 9. Die Verknüpfungen des vegetativen (autonomen) Nervensystems

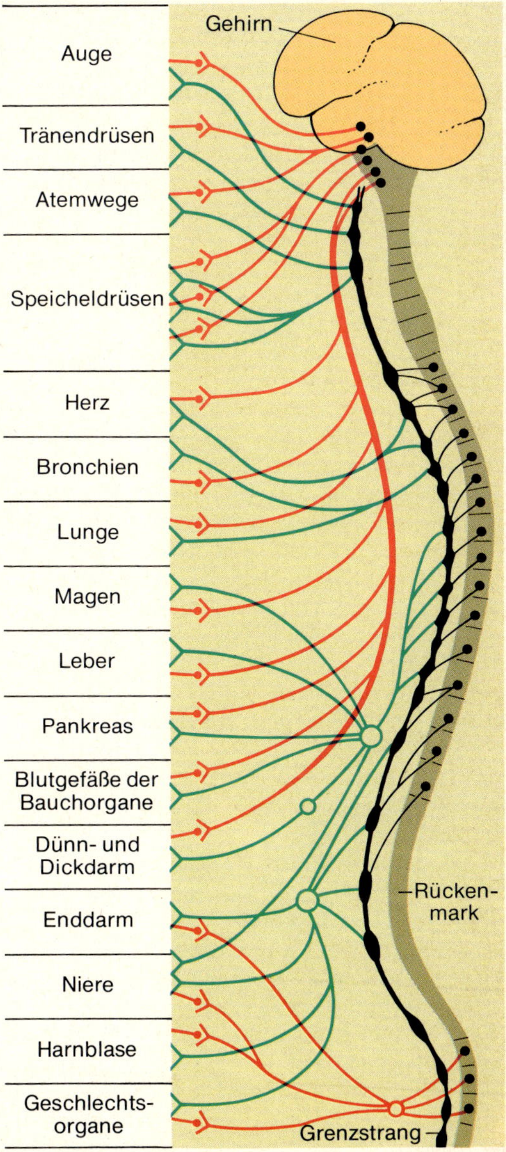

Sympathikussystem, »fördernd«

synaptische Schaltstellen in den sympathischen Ganglien

Parasympathikussystem, »hemmend«

synaptische Schaltstellen in den parasympathischen Ganglien

sofort wieder vergessen — sie wird aus dem Kurzzeitgedächtnis automatisch gelöscht. Etwas anderes ist es, wenn wir etwa die Nummer auswendiglernen wollen. Dann müssen wir sie uns „merken" — das geschieht dadurch, daß wir uns bemühen, immer wieder an sie zu denken. Durch dieses „merken" nun wird die Nummer vom Kurzzeitgedächtnis ins Langzeitgedächtnis überführt. Um dies erfolgreich und dauerhaft zu tun, ist einige Mühe nötig — wie wir alle noch von der Schule her gut wissen! Dafür ist aber das Fassungsvermögen des Langzeitgedächtnisses ungeheuer, es nimmt leicht alles das auf, was man so im Laufe eines Lebens erfahren und lernen kann. Freilich, die Wiedergabe wird durch das Vergessen oft beeinträchtigt; will man das vermeiden, muß man durch Wiederholen die Speicherung immer wieder festigen.

Nun erhebt sich die eigentliche Frage: Wie erfolgt diese Speicherung eigentlich? Leider wissen wir darüber fast gar nichts. Man vermutet, daß die Kurzzeitspeicherung über elektrische Vorgänge in den Nerven erfolgt, während die Langzeitspeicherung eine chemische Grundlage hat, an der Eiweiße und möglicherweise auch RNS (Ribonukleinsäure) beteiligt sind. Dies schloß man daraus, daß man mit Stoffen, die die Eiweißsynthese hemmen — etwa dem Antibiotikum Puromycin —, den Übergang vom Kurzzeitgedächtnis ins Langzeitgedächtnis bei Versuchstieren verhindern konnte. Solange übrigens ein Gedächtnisinhalt noch sehr frisch ist, kann er auch durch mechanische Einwirkung gelöscht werden: Damit erklärt sich der teilweise Gedächtnisverlust bei Gehirnerschütterung und bei Unfällen mit Schädelverletzungen. Die alten, fest eingeprägten Erinnerungen bleiben dabei erhalten.

Es hat den Anschein, daß auch beim Vergessen die Gedächtnisspuren nicht völlig gelöscht werden. Bei Gehirnoperationen in den USA und anderswo kam es vor, daß Patienten, deren Großhirnrinde elektrisch gereizt wurde, sich plötzlich ungemein deutlich und plastisch an Dinge erinnerten, die sie längst vergessen hatten! Das deutet darauf hin, daß das Vergessen keine Zerstörung der Gedächtnisspur darstellt, sondern nur die Unfähigkeit, sie bewußt zu machen!

Das Gedächtnis kann so speziell sein, daß auf einem begrenzten Gebiet wahre Wunderleistungen vollbracht werden, während auf allen anderen Gebieten das Gedächtnis geradezu schwach sein kann. Der steirische Dichter Peter Rosegger erzählt von einem „Kalendertrottel", der alle Heiligen des Kalenders in beliebiger Reihenfolge, von vorne und von hinten, auswendig hersagen konnte. Wir wissen auch von sogenannten „gelehrten Idioten" (idiots savant), die z. B. phantastische Rechenkunststücke vollbringen. So wird von einem berichtet, der im Kopf, ohne ersichtliches Nachdenken, die Quadratzahlen 2, 4, 16 usw. bis in die Billionen ausrechnete und hersagte, ansonsten aber auf dem Intelligenzniveau eines Dreijährigen stand.

Das Unbewußte

Lange Zeit dachte man, die Tätigkeit des Gehirns beschränke sich auf das, was uns „bewußt" sei, wenngleich sehr bald klar wurde, daß viele Körpervorgänge von selbst, also automatisch und unbewußt ablaufen. Ja, man merkte sogar, daß hier das Bewußtsein stören könne. So schlägt z. B. das Herz brav und regelmäßig in seinem gewohnten Tempo. Versucht man aber, den Herzschlag bewußt zu verfolgen oder die Herzschläge zu zählen, so stellen sich leicht Unregelmäßigkeiten ein. Daß aber auch in unserem geistigen Leben unbewußte Abläufe eine wesentliche Rolle spielen, ist eine relativ späte Erkenntnis. Erst um 1900 kam der Wiener Arzt SIEGMUND FREUD auf Grund seiner Beobachtungen an Geistes- oder Verhaltensgestörten zur Ansicht, daß unser Gehirn neben dem bewußten Bereich noch einen ebenso wichtigen und bedeutungsvollen unbewußten Bereich aufweisen müsse. Er entwarf eine Theorie, nach der die geistige Persönlichkeit aus drei Bereichen besteht: dem Bewußten, auch „Ich" genannt, dem Unbewußten oder „Es", und dem „Über-Ich", dem Gewissen. Nach FREUD ist das Unbewußte unter anderem der Sitz unserer Instinkte und Triebe, also jener Lebensbereiche, die wir mit unseren tierischen Vorfahren gemeinsam haben. Es enthält daher viele Tendenzen und Wünsche, die zu unseren heutigen kulturellen Gewohnheiten und Regeln in Widerspruch stehen, und die daher vom Überich unterdrückt werden. Solche „ungehörigen" Wünsche werden vom Bewußten ins Unbewußte verstoßen oder „verdrängt", wie der Fachausdruck heißt. Dort können sie aber, da sie ja unerfüllt sind, eine beträchtliche Wirkung entfalten und unter Umständen sogar Krankheitssymptome erzeugen. Solche „verdrängte Komplexe" führen zu Neurosen, die in leichten Fällen einfach Ticks, Sonderheiten, Merkwürdigkeiten wie unerklärliche Angstzustände (Phobien), etwa Platzangst, erzeugen, in schweren Fällen aber zu tiefen geistigen Verwirrungszuständen führen.

S. FREUD entwickelte auf Grund dieser Theorie ein Heilverfahren, die Psychoanalyse. Es besagt, daß man die ins Unbewußte verdrängten Gedanken oder Wünsche bewußt machen müsse, dann trete Heilung ein. Die Schwierigkeit ist nur, jene krankheitsverursachenden Inhalte des Unbewußten herauszufinden, und dafür hat die Psychoanalyse eine Reihe von Verfahren entwickelt; eines der wichtigsten ist die Traumdeutung. FREUD war nämlich der Meinung, daß in unseren Träumen das Unbewußte gleichsam ohne Zensur zu uns sprechen könne, wir müssen nur lernen, die Träume zu verstehen. In der Tat ist die Psychoanalyse auch heute noch ein sehr wichtiges Heilverfahren, wenngleich die ursprüngliche FREUDsche Theorie verfeinert worden ist.

Das Unbewußte, von FREUD intuitiv erschlossen, ist heute gesichertes Erfahrungsgut. Wir nehmen an, daß beim Vergessen ein gespeicherter Inhalt vom

Bewußten ins Unbewußte übergeht, und daß Erinnern bedeutet, etwas vom Unbewußten ins Bewußte zu heben. Wir glauben weiter, daß unser Gefühlsleben und Instinktverhalten vom Unbewußten kontrolliert wird: Unsere Laune können wir nicht bewußt steuern, wir können nicht auf Befehl gut aufgelegt sein, und wir können ebensowenig einen tiefen Schmerz mit dem Willen verjagen. Vielfach meint man heute, daß unser Bewußtsein diejenigen Leistungen hervorbringt, die man als Kultur und Zivilisation bezeichnet, während das Unbewußte unser biologisches Erbe von der in den Genen niedergelegten Erbinformation bis zu den Instinkten umfaßt. Zum Unbewußten haben wir keinen direkten Zugang. Moderne Maler und Musiker versuchen, durch ihre Schöpfungen das Unbewußte direkt anzusprechen; Beispiele wären die Werke der Surrealisten und der gegenstandslosen Maler sowie die Rhythmen der Beat-Musik. Viele Menschen versuchen, mit Hilfe von Rauschmitteln einen Zugang zum Unbewußten zu finden. Der Erfolg ist fraglich und der Schaden unvergleichlich größer als die möglicherweise erzielten neuen Einsichten, die überdies im Rauschzustand meist keine echten, sondern nur eingebildete sind.

Der Schlaf

Jeder Mensch braucht den Schlaf, sonst kann er nicht leben. Wie unentbehrlich jener ist, merkt man deutlich, wenn man im schläfrigen Zustand versucht, einen schwierigen Satz zu lesen, und sich dabei ertappt, wie man ihn schon zum sechstenmal liest, ohne seinen Sinn zu erfassen. Schon 24 Stunden ohne Schlaf beeinträchtigen unser Auffassungsvermögen beträchtlich. Versuche zeigten, daß nach 60 Stunden Schlafentzug die Betroffenen zwar lang gewohnte Routinetätigkeiten noch ausführen können, aber bei Problemen, die geistige Anstrengung erfordern, völlig versagen. Das Erinnerungsvermögen leidet, Vergangenheit und Gegenwart kommen durcheinander. Der junge erwachsene Mensch braucht etwa 8 – 9 Stunden Schlaf, mit zunehmendem Alter kann sich dieser Bedarf verringern.
Aus der Erfahrung wissen wir, daß der Schlaf verschieden tief sein kann. Ursprünglich nahm man an, daß der ermüdete Mensch nach einer kurzen Einschlafperiode zunächst in sehr tiefen Schlaf versinkt, der gegen den Morgen zu immer leichter wird; der Schlaf galt dabei als um so tiefer, je schwerer der Schläfer zu wecken war. Neuere Forschungen haben allerdings etwas viel Komplizierteres ergeben: Wir müssen nämlich zwei recht verschiedene Schlafformen unterscheiden, die im Laufe einer Nacht mehrmals miteinander abwechseln. Nach der Phase des Einschlafens, in der wir noch gegen Störungen anfällig sind, fallen wir zunächst in einen Schlafzustand, der als tief bezeichnet werden muß. Da dabei besonders langsame Gehirnstromwellen auftreten (vgl.

Seite 33), sprechen wir auch vom langsamen oder orthodoxen Schlaf. Nach etwa einer Stunde aber ändert sich das Bild deutlich: Die Gehirnstromwellen werden schneller und gleichen eher dem Wachzustand – deshalb hat man diesen Schlaf auch schnellen oder paradoxen Schlaf genannt. Zugleich treten rasche Bewegungen der Augäpfel auf, als ob man herumschauen würde, und außerdem finden in dieser Phase die Träume statt. Nach der Augenbewegung nennt man diesen Schlaf auch den REM-Schlaf (REM = rapid eye movement). Beim normalen Menschen wechseln diese beiden Phasen etwa 5mal pro Nacht, wir verbringen insgesamt etwa 75% im langsamen Schlaf (bei 8 Stunden Schlafdauer also 6 Stunden) und 25% oder 2 Stunden im schnellen Schlaf. Wir träumen also etwa 2 Stunden pro Nacht, wobei wir allerdings das meiste wieder vergessen. Heute gilt als sicher, daß alle Menschen träumen. Diejenigen, die behaupten, sie träumten nie, können sich nur an ihre Träume nicht erinnern. Weckt man sie während Phasen des schnellen Schlafs, so berichten auch sie über Träume. Man nimmt an, daß der langsame Schlaf der allgemeinen Körperregenerierung dient, während der schnelle Schlaf speziell mit der Regenerierung des Gehirns zu tun hat. Er ist mit einer besonders starken Gehirndurchblutung verbunden, während die Körpermuskeln extrem entspannt sind. Der schnelle Schlaf ist unbedingt notwendig; weckt man Personen immer nach Eintreten der Phasen des schnellen Schlafs (die man an den Augenbewegungen erkennt) und verhindert so diesen Schlaftyp, so werden sie schon bald zerstreut, unruhig, aggressiv und zeigen Zeichen zunehmender Geistesverwirrtheit. Nach Drogeneinnahme ist der schnelle Schlaf vermehrt, was wieder darauf hindeutet, daß dabei intensive Regenerierungsvorgänge im Gehirn stattfinden. Bei Kleinkindern und besonders bei Frühgeburten ist der Anteil des schnellen Schlafs besonders hoch, da hier noch Entwicklungsvorgänge im Gehirn selbst ablaufen. Dagegen ist bei älteren Kindern, die sich gerade in der Wachstumsphase befinden und bei denen daher intensive Aufbauvorgänge im Körper stattfinden, während das Gehirn schon praktisch „fertig“ ist, der Anteil des langsamen Schlafs besonders hoch: Er liegt weit über 75%. Nach manchen Versuchsergebnissen wird während des langsamen Schlafs Wachstumshormon in das Blut abgegeben.

Der Schlaf ist somit weit davon entfernt, einfach eine „Bewußtlosigkeit“ darzustellen. Zwar sind die Körperorgane gewissermaßen auf Sparflamme geschaltet – das Herz schlägt langsamer, der Blutdruck sinkt, die Atmung ist langsam und regelmäßig –, dennoch aber herrscht im Gehirn besondere Aktivität und die Durchblutung aller Organe, besonders aber des Gehirns, ist trotz des niedrigeren Blutdrucks verbessert! Somit ist der Schlafzustand ein echtes Gegenstück zum Wachzustand und in der Tat lebenswichtig.

Die Träume sind ein augenfälliger Beweis für die Aktivität des Gehirns während des Schlafes. Freilich, die Gehirntätigkeit ist verzerrt, und daher sind auch die Träume meist verworren, merkwürdig, oft sinnlos. Nach FREUD können sich in ihnen Sachverhalte offenbaren, die uns nicht bewußt sind, die aber im Unbewußten vorhanden sind und dort gewisse, unter Umständen schädliche Wirkungen ausüben. Freilich geben uns die Träume diese unbewußten Sachverhalte nicht direkt, sondern vielmehr entstellt, verschoben, ja geradezu verschlüsselt wieder. Die Psychoanalyse hat viel Arbeit darauf verwendet, Regeln und Anleitungen für diese „Übersetzung" von Träumen zu finden, und das berühmte Buch „Traumdeutung" von S. FREUD ist immer noch die ausführlichste Darstellung dieser Bemühungen. In der Tat scheint es, daß man durch die Träume vieles über die unbewußten inneren Probleme und Schwierigkeiten erfahren kann. Freilich, eine solche Interpretation von Träumen ist nicht leicht.

Wie unser Gehirn arbeitet

Ein bißchen Anatomie

Nun müssen wir uns einen Überblick verschaffen, wie es im Inneren unseres Schädels eigentlich aussieht; wir wollen also ein bißchen Gehirnanatomie betreiben. Die Anatomen schneiden den Körper auf; daher denken auch wir uns den Schädel von oben in der Längsrichtung (vom Hinterkopf zur Nase) durchgeschnitten. Dieser „Längsschnitt" durch unser Gehirn ist im Bild 10 dargestellt. Bei der Besprechung gehen wir nun vom Rückenmark — das von unten in das Gehirn eintritt — zu immer höheren Gehirnschichten weiter; vielfach sagt man ja auch, daß das Gehirn gewissermaßen eine riesige Wucherung von Nervenzellen am oberen Ende des Rückenmarks sei.

Der letzte Teil des Rückenmarks, der gewissermaßen den Übergang zum Gehirn darstellt, wird das „verlängerte Mark" genannt. Er gehört zum Stammhirn und enthält einige äußerst wichtige Automationszentren, nämlich das Atemzentrum, das Kreislaufzentrum und die Stoffwechselzentren. Daran schließen dann weitere Bezirke des Stammhirns an, entwicklungsgeschichtlich die ältesten Hirnteile, nämlich das Brückenhirn und das Mittelhirn. Dann folgt das Zwischenhirn, das so wichtige Gebiete wie den Thalamus und den darunter liegenden Hypothalamus umfaßt. Das Stammhirn ist der Sitz unserer Affekte und Triebe, es regelt das Instinktverhalten und macht gewissermaßen den „emotionellen" Menschen aus. Der Thalamus ist eine erste Zensurstelle für die von den Sinnesorganen eingehenden Meldungen; der Hypothalamus eine Art Kommandostelle für das vegetative Nervensystem und für die inneren Organe. Das Stammhirn besteht aus sympathischen und aus parasympathischen An-

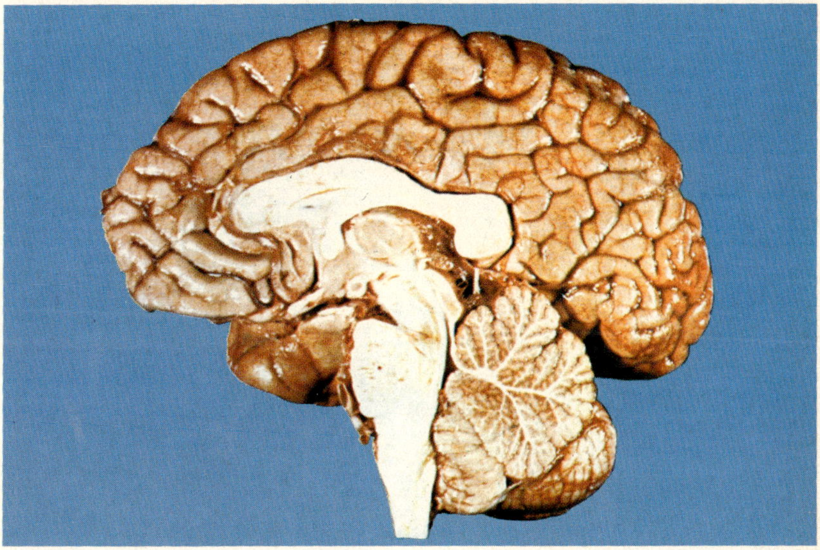

Bild 10. Längsschnitt durch das menschliche Gehirn (rechte Hirnhälfte, Medialansicht). Foto aus Yokochi/Rohen, Photographischer Atlas der Anatomie des Menschen, Schattauer Verlag Stuttgart und Igaku Shoin Ltd. Tokio, Japan

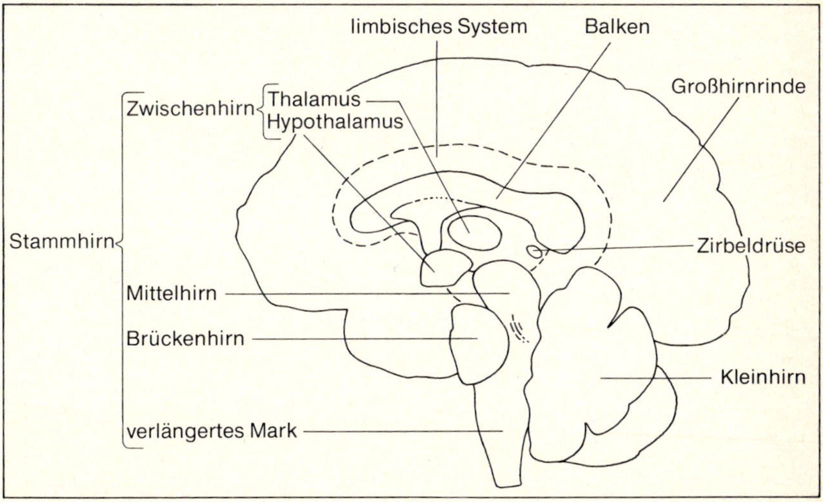

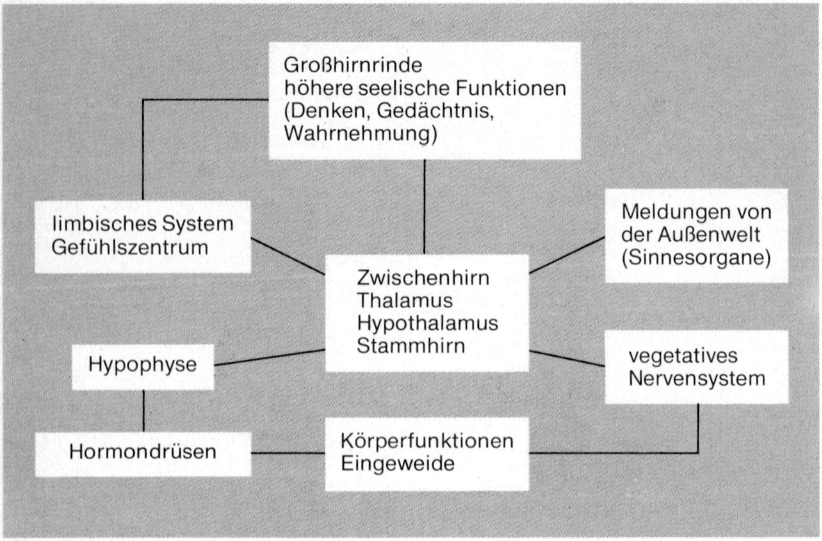

Bild 11. Verschaltung von Gehirn und Körper

teilen. Vom verlängerten Mark bis zum Zwischenhirn zieht sich eine netzartige Gruppe von Fasern und Zentren, die man retikuläre Formation (formatio reticularis) nennt. Ihr Einfluß reicht bis in das Großhirn. Die retikuläre Formation stellt ein wichtiges Steuerzentrum für den Grad des Wachseins dar. Sie reagiert auf eingehende Reize, filtert sie und stimmt das ganze Nervensystem gewissermaßen auf sie ein. Eine Art Anhängsel am Stammhirn ist die Hirnanhangdrüse oder Hypophyse, eine wichtige Produktionsstätte für Hormone, die entweder direkt wirken oder die anderen Hormondrüsen im Körper zur Tätigkeit anregen. Rund um das Stammhirn liegt in zwei Hälften (Hemisphären) das Großhirn oder die Großhirnrinde (Cortex). Das Randgebiet zwischen Hirnstamm und Großhirn umfaßt eine Gruppe wichtiger Bezirke, die als limbisches System bezeichnet werden. Da sie im Laufe der Entwicklung zeitlich vor der Großhirnrinde entstanden sind, nennt man sie auch Altrinde oder Paläocortex. Die Großhirnrinde selbst wird als Neurinde oder Neocortex bezeichnet. Am Hinterhaupt sitzt unter der Großhirnrinde das Kleinhirn (Cerebellum), ein Integrations- und Kontrollzentrum für Bewegungsvorgänge. In Bild 11 haben wir versucht, die „Verschaltung“ von Gehirn und Körper schematisch darzustellen.

Das Gehirn ist von den Hirnhäuten umschlossen. Durch die Hohlräume (Ventrikel) des Gehirns zirkuliert die Rückenmark-Gehirnflüssigkeit (Liquor). Weiters ist das ganze Gehirn von Blutgefäßen durchzogen; es benötigt für seine Tätigkeit außerordentlich viel Blut und reagiert sehr empfindlich auf Blutmangel: Setzt die Durchblutung nur etwa 5 Minuten aus, so können schon schwerwiegende und bleibende Hirnschäden die Folge sein. Eine bemerkenswerte Einrichtung ist übrigens, daß sehr viele Stoffe vom Blutstrom nicht in die Gehirnflüssigkeit übertreten können; diese „Blut-Liquor-Schranke" stellt einen wirksamen Schutz des Gehirns gegen Vergiftung dar. Medikamente oder Drogen können nur dann im Gehirn wirksam werden, wenn sie imstande sind, diese Schranke zu durchbrechen.

Die Großhirnrinde

Die Großhirnrinde, die jüngste Errungenschaft des Menschen in der Stammesentwicklung, ist der Sitz höchster geistiger Leistungen und macht den „intel-

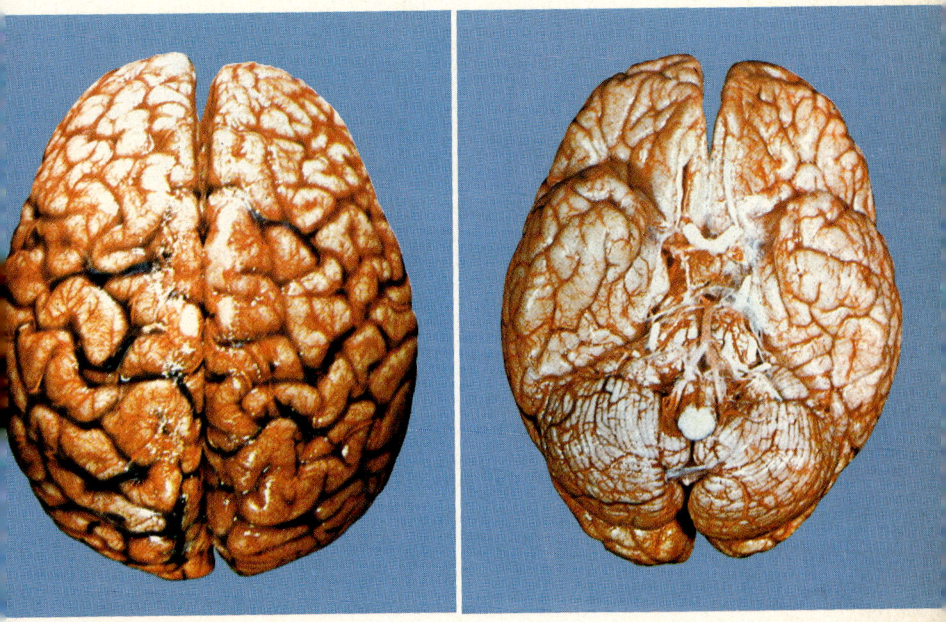

Bild 12. Links: Das Großhirn von oben (die beiden stark gefurchten Hemisphären). Rechts: Das Großhirn von unten (mit Kleinhirn und Hypophyse). Foto aus Yokochi/Rohen, Photographischer Atlas der Anatomie des Menschen, Schattauer Verlag Stuttgart und Igaku Shoin Ltd. Tokio, Japan

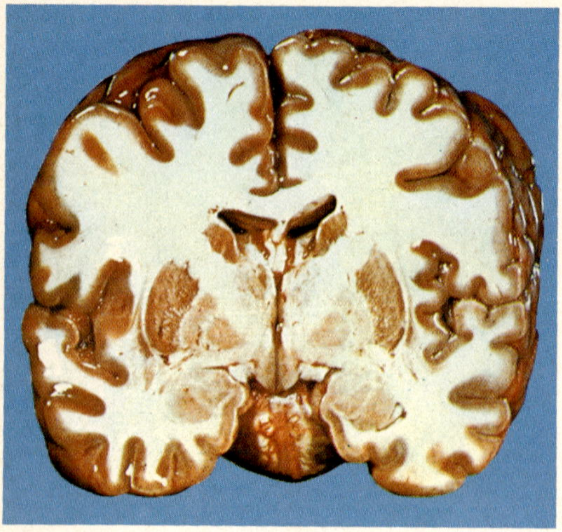

Bild 13. Querschnitt durch das menschliche Gehirn. Foto aus Yokochi/Rohen, Photographischer Atlas der Anatomie des Menschen, Schattauer Verlag Stuttgart und Igaku Shoin Ltd. Tokio, Japan

lektuellen“ Menschen aus. Sie stellt eine ungeheure Anhäufung von grauen Nervenzellen dar, die sich in Form von zwei Halbkugeln (Hemisphären) (Bild 12) um die übrigen Gehirnteile legen. Durch den sogenannten Balken (Bild 13, oberstes Drittel) sind beide miteinander verbunden. Die linke Hälfte ist für die rechte Körperseite verantwortlich und umgekehrt. Um eine möglichst große Oberfläche zu erhalten, ist die Großhirnrinde vielfach gefaltet, sie zeigt daher ein typisches Relief von Windungen und Furchen. Man unterteilt die Großhirnrinde in verschiedene Lappen, die man nach ihrer Lage bezeichnet: So hat jede Hälfte einen Stirnlappen, einen Scheitellappen, einen Hinterhauptlappen und einen Schläfenlappen (Bild 14).

Weiters läßt die Großhirnrinde über 200 sogenannte Rindenfelder erkennen. Manchen von diesen lassen sich ganz bestimmte Körperfunktionen zuordnen (Bild 15). So liegt im Gebiet des Stirnlappens die motorische Rinde, in welcher die Funktionsabläufe der Muskelgruppen lokalisiert sind – wobei wieder, wie bereits erwähnt, die linke Gehirnhälfte die Gegenseite des Körpers beherrscht. Ferner befindet sich beim Rechtshänder in der linken Gehirnhälfte das motorische Sprachzentrum, in dem die für das Sprechen wichtigen Bewegungsabläufe vertreten sind. Weitere Gebiete umfassen die Körperfühlsphäre, die Sehrinde und die Hörrinde. Nach der „Lokalisationstheorie“ versucht man, die Rindenfelder möglichst genau mit bestimmten Vorgängen in Verbindung zu setzen. Man weiß, daß zum Beispiel die Finger der Hand durch ein wesentlich größeres Gebiet repräsentiert sind als der Oberschenkel, daß das Gesicht viel Raum einnimmt, und hier wieder besonders der Mund. Das hängt damit zusammen, daß für die komplizierten Bewegungen der Hand oder des Mundes eben besonders viele Nerven nötig sind, und daß daher das dazugehörige Gebiet im Großhirn entsprechend groß sein muß.

Freilich weiß man heute, daß diese Lokalisationstheorie nicht ganz streng stimmt, die einzelnen Felder im Gehirn überlappen sich und können sich im Extremfall sogar gegenseitig vertreten. Wenn z. B. durch einen Unfall oder eine Krankheit das Gehirnfeld, das dem Sprechen entspricht, zerstört wird, so ist der Mensch stumm. Es ist aber durch langwierige und geduldige Übung möglich, daß ein anderer Teil des Gehirns diese Funktion übernimmt. Freilich muß der Betreffende dann gewissermaßen neu „Sprechen lernen“, da diese Fertigkeit im neuen Gehirnfeld tatsächlich eingeprägt werden muß. Wir sehen also, daß unser Gehirn keineswegs etwa einer Maschine mit starrer „Verdrahtung“ gleicht. Vielmehr besitzt es eine beträchtliche Plastizität, indem gewisse Funktionen von Bereichen übernommen werden können, die ursprünglich nicht dafür geplant waren. Wir sprechen hier vom Prinzip der „Selbstheilung“, wie es ja überall in unserem Körper eingeplant ist. Leider ist diese Möglichkeit gerade im Gehirn doch recht beschränkt.
Die Großhirnrinde ist auch der Sitz unserer bewußten Erinnerungen. Alles, was wir im Laufe des Lebens lernen, ist dort niedergelegt; seien es Kenntnisse – wie etwa eine Fremdsprache oder die Differentialrechnung – oder Fertigkeiten, wie Radfahren oder Autofahren. Freilich bleibt uns bei komplizierteren Bewegungsabläufen, wie etwa beim Autofahren, nicht immer jede Einzelheit bewußt: Der Anfänger denkt zwar bei jedem Handgriff noch mit, beim Routinier dagegen geht vieles schon automatisch. Wir stellen uns das so vor, daß durch das Lernen für diese Fertigkeiten die komplizierten Bewegungsabläufe gespeichert werden. Bewußt werden sie allerdings nur mehr „angestoßen“, der Ablauf erfolgt dann automatisch und unbewußt. In Anlehnung an die Computer sprechen wir hier von „Programmen“; in solchen Fällen handelt es sich also um erlernte Programme, die wir durch fleißiges Üben erworben und gespeichert haben. Wir werden später sehen, daß es auch angeborene Programme gibt.

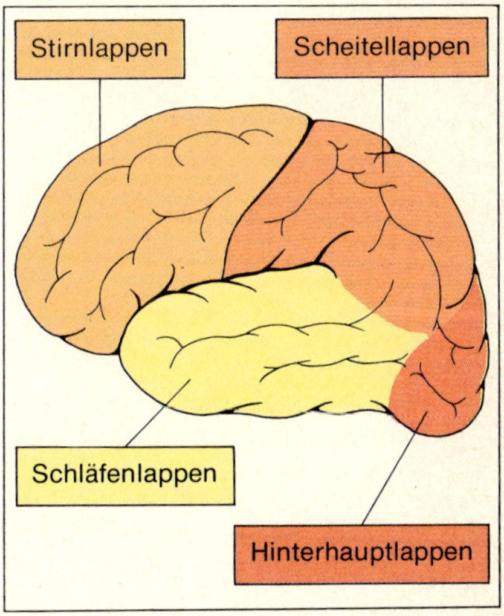

Bild 14. Die Gliederung der Großhirnrinde in einzelne Lappen

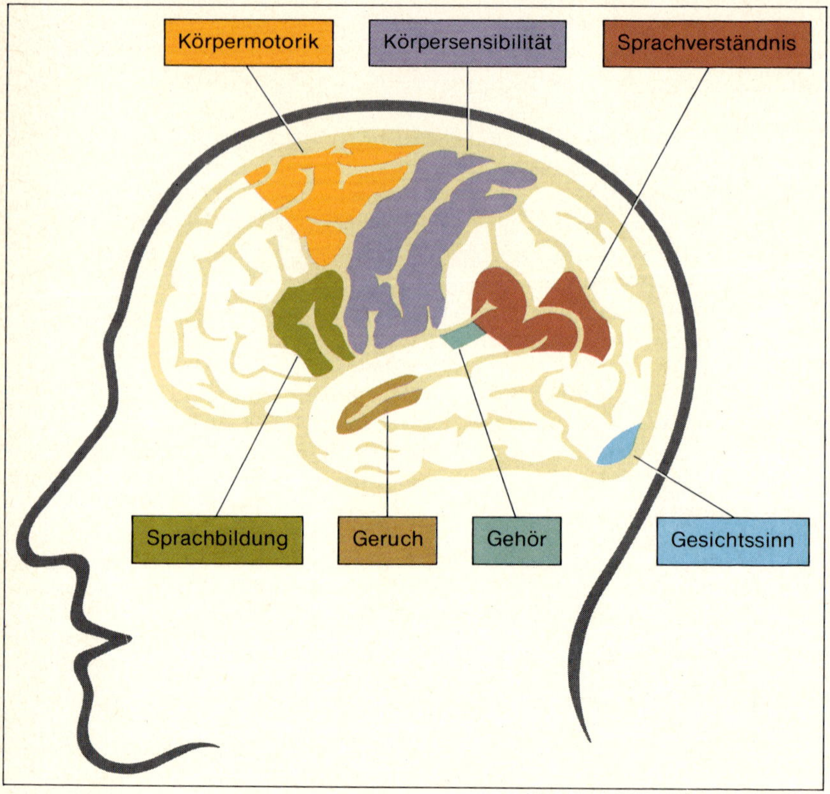

Bild; 15. Die Lage der wichtigsten Steuerzentren für bestimmte Körperfunktionen auf der Großhirnrinde

Somit ist die Großhirnrinde eigentlich jenes Organ, durch das wir zum Menschen geworden sind. Sie gibt uns unsere geistige Beweglichkeit, mit ihr können wir Dinge und Sachverhalte betrachten und beurteilen, wir können zwischen mehreren Handlungsmöglichkeiten frei wählen. Mit Hilfe der Großhirnrinde haben wir uns aus der biologischen Gebundenheit befreit, wir können nun unsere Handlungen selbst planen; wir sind nicht mehr getrieben, sondern wir handeln aktiv und überlegt. Mit der Großhirnrinde haben wir auch das erstaunliche Gebäude unserer Wissenschaft und Technik geschaffen, und – allerdings wahrscheinlich unter Mitwirkung von unbewußten Komponenten – auch unsere großen Kunstwerke.

Das Kleinhirn

Das Kleinhirn oder Cerebellum (Bilder 10 und 12 rechts, unten) liegt im Hinterkopf unter dem Großhirn. Es stellt eine Art Kontrollstation dar für verschiedene komplexe Automatismen und integriert zugleich verschiedene Meldungen und Rückmeldungen so, daß die Koordination auch komplizierter Bewegungsabläufe gewährleistet wird. Es faßt z. B. mehrere Meldungen zusammen und garantiert dadurch Gleichgewicht, normalen Gang und Orientierung im Raum. Es wirkt sozusagen als „Autopilot".

Weiters ist es auch das Kontrollzentrum für die sogenannten extrapyramidalen Zentren. Diese betreffen die Muskelspannung und die Muskelkoordination. Sie sorgen dafür, daß die Bewegungen nicht ruckartig und heftig, sondern weich, geschmeidig und glatt erfolgen. Sie wirken daher gewissermaßen als „Stoßdämpfer" für unsere willkürlichen Bewegungen; fehlt diese Funktion, so kommt es zu Zittern, Schüttelbewegungen, Danebengreifen, Zucken und ähnlichem. Wir kennen diese Symptome von der „PARKINSONschen Krankheit", bei ihr sind die extrapyramidalen Funktionen schwer gestört. Das Kleinhirn sorgt dafür, daß diese Stoßdämpferwirkung klaglos funktioniert. Viele Bahnen ziehen übrigens auch zur Großhirnrinde, so daß eine enge gegenseitige Beeinflussung möglich ist.

Angeborene oder kleinere Schäden im Kleinhirn brauchen nicht unbedingt in Erscheinung zu treten, da die entsprechenden Funktionen von anderen Gehirnteilen übernommen werden. Zerstörung größerer Partien ist freilich nicht mehr reparabel, und Koordinationsmangel, Mangel an Muskelkraft, Gleichgewichtsstörungen und Ausfall der beschriebenen Stoßdämpferfunktion sind die Folge.

Das Stammhirn

Die Großhirnrinde hat uns zwar zum Menschen gemacht, allein lebenswichtig ist sie nicht. Wenn man einem Versuchstier beide Hälften der Großhirnrinde operativ entfernt, so stirbt es keineswegs: Es kann sogar noch laufen – wenn auch steif und unbeholfen – es frißt, trinkt, und kann sich vermehren. Auch ein Mensch ohne Großhirn würde am Leben bleiben, er könnte sogar Kinder kriegen. Freilich, Mensch wäre er keiner mehr, vom persönlichen Bewußtsein wäre keine Spur, und sein Leben wäre rein vegetativ.

Das Stammhirn, auf der anderen Seite, ist lebenswichtig; sein Verlust führt zum Tod. Es liegt innerhalb der Großhirnrinde und setzt sich aus mehreren Teilen zusammen (vgl. Bild 10), von denen die wichtigsten das verlängerte Rückenmark, das Mittelhirn und das Zwischenhirn sind. Zwei sehr wichtige Bereiche im Zwischenhirn sind der Thalamus und der Hypothalamus. Der

Thalamus, ein sehr wichtiges Integrationszentrum für eingehende Meldungen der Sinne, wie Tasten, Sehen, Hören, Riechen, führt gewissermaßen eine Vorzensur der eingehenden Meldungen durch, bevor er sie zur Großhirnrinde weiterleitet. Dabei wird die Zahl der Nervenimpulse oft beträchtlich reduziert. Diese Reduzierung der „Informationseinheiten" im Thalamus entspricht beim Auge dem Faktor 10 000, beim Ohr ist er noch viel höher! Wir sehen daraus, daß Auge und Ohr beträchtlich mehr Information liefern, als das Gehirn überhaupt verarbeiten kann! Der Hypothalamus ist die Kommandozentrale für das vegetative Nervensystem. Er steht in enger Verbindung mit der Hypophyse, die den Körper mit Hormonen versorgt; dadurch wird er zum wichtigen Regelorgan der gegenseitigen Beeinflussung der beiden großen Nachrichtensysteme Hormone und Nerven. Ferner enthält der Hypothalamus eine Reihe von „Programmen", die lebenswichtige Funktionen betreffen. Beispiele sind der Wasserhaushalt, die Regulation der Körpertemperatur, der Kreislauf, die Nahrungsaufnahme, der Stoffwechsel, das Paarungsverhalten, der Wach-Schlaf-Rhythmus – letzterer mit Hilfe der retikulären Formation. Auch die extrapyramidalen Funktionen werden von hier beeinflußt. Wir finden also, daß im Hypothalamus eine Reihe von Funktionen niedergelegt ist, die der Erhaltung des Lebens und der Arterhaltung dienen und die wir als Instinkte bezeichnen. Sie stellen „angeborene Programme" dar, und wir finden somit, daß das Stammhirn der Ort ist, an dem die angeborenen Programme niedergelegt sind. Sie brauchen nicht erlernt zu werden, da die Information über ihren Ablauf in den Genen erblich festgelegt ist. Dafür sind diese Programme auch starr und fest, und wir können sie mit unseren höheren Hirnschichten – das heißt mit unserem Bewußtsein oder unserem Willen – nicht unterdrücken, höchstens ein wenig beeinflussen. Somit ist das Stammhirn der Sitz der „ererbten Erinnerung", nämlich der Instinkte und Triebe, die wir ja auch weitgehend mit unseren Vorfahren aus dem Tierreich teilen.

Wir halten also fest: Die erlernten Programme sitzen in der Großhirnrinde, die angeborenen im Stammhirn.

Weiters wirkt das Stammhirn, insbesondere der Hypothalamus, auch bei der Entstehung und Regelung der Gefühle mit – wenn auch die Gefühle nicht dort direkt gebildet werden. Aber man kann durch elektrische Reizung von bestimmten, nur Zehntelmillimeter großen Gebieten in diesem Bereich Gefühle, wie Hunger, Durst, Schläfrigkeit, Wut, aber auch Lust und Unlust erzeugen! Somit hat auch unser Gefühlsleben eine Wurzel im Stammhirn (vgl. Bild 16).

Innig mit dem Stammhirn verflochten ist die retikuläre Formation, die ihrerseits Kleinhirn, Thalamus und Großhirn beeinflußt. Wir haben schon ausgeführt, daß sie es ist, die den Grad der „Wachheit" bestimmt – sie steht

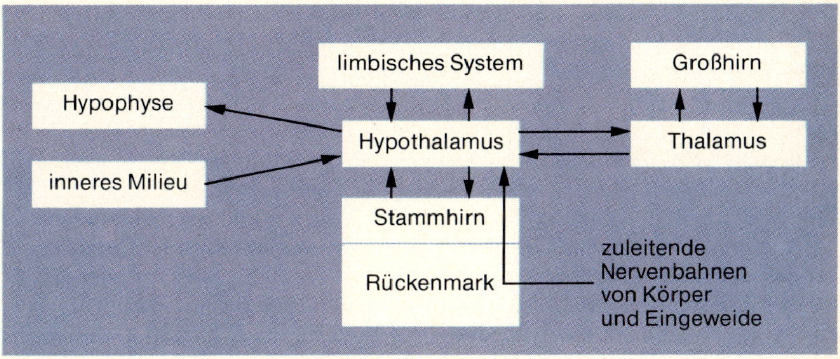

Bild 16. Die Verschaltung des Hypothalamus

daher auch in inniger Verbindung mit dem Schlafzentrum im Hypothalamus. Überdies kommt ihr aber auch noch eine koordinierende Funktion bei komplizierten Gesamtleistungen zu.

Der tiefste – und entwicklungsgeschichtlich älteste – Teil des Stammhirns ist das verlängerte Rückenmark. Seine lebenswichtigen Funktionen – Kreislaufzentrum, Atemzentrum – wurden schon erörtert. Wird z. B. das Atemzentrum durch Gift gelähmt, so stirbt der Mensch an innerer Erstickung. Das zu wissen ist sehr wichtig, weil viele Narkose- und Rausch-Mittel bei Überdosierung das Atemzentrum lähmen und damit zum Tode führen.

Wir können somit festhalten, daß das Stammhirn unsere biologische Vergangenheit repräsentiert, während das Großhirn die eigentliche Menschwerdung widerspiegelt. Stoßen diese beiden so verschiedenen Funktionskreise nun unmittelbar aneinander? Wir wissen schon, daß dies nicht der Fall ist; der Übergangsbereich ist das limbische System, in dem auch unsere Gefühle gebildet werden.

Und wo liegen die Gefühle?

Zweifellos sind uns unsere Gefühle bewußt: Wir wissen, daß wir fröhlich oder zornig sind. Leider aber sind wir kaum in der Lage, unsere Gefühle durch unser Bewußtsein direkt zu beeinflussen: Wir können nicht auf Befehl zornig oder fröhlich sein. Somit stellen die Gefühle zwar ein Bewußtsein dar, aber doch sicher eines von anderer Art als jenes, mit dem wir uns etwa unserer Handlungen bewußt sind, oder mit dem ich nun gerade diese Seite schreibe. Übrigens sind die Hauptgefühle recht deutlich angeborenen Verhaltensweisen

(den Instinkten) zugeordnet: die Lust dem Freß- und Paarungsverhalten, die Wut dem Angriff (Aggression), die Angst der Flucht. Im Laufe unserer Menschwerdung konnten wir diese Ur-Gefühle erstaunlich wenig modifizieren; im wesentlichen unterscheidet sich ein zorniger Mensch kaum von einem zornigen Pavian; beide zeigen ein sehr ähnliches Aggressionsverhalten.
Es besteht kein Zweifel, daß unser Leben in sehr starkem Maß von unseren Gefühlen geprägt wird – wir sprechen nicht umsonst vom „Gefühlsleben". Wir sind unseren Gefühlen gewissermaßen ausgeliefert, wir beherrschen sie kaum, wenngleich es im gefühlsbedingten Verhalten beträchtliche Unterschiede bei den Menschen gibt: Merkt man einem seine Gefühle schwer an und läßt er sich wenig von ihnen treiben, so sagen wir, er sei ein „beherrschter" Mensch; und es ist eine Binsenwahrheit, daß die Fähigkeit zur Selbstbeherrschung bei den Menschen sehr verschieden ist. Man hat schon lange dieses „Wesen" der Menschen zu klassifizieren versucht, etwa mit Hilfe der bekannten vier Temperamente, die die Menschentypen als cholerisch, sanguinisch, phlegmatisch und melancholisch einstuften.
Es ist daher die Frage nur zu berechtigt, wo denn nun im Gehirn die Gefühle lokalisiert seien. Die Antwort haben wir bereits angedeutet: in der Zone, die wir das limbische System nennen. Dieses System (vgl. Bild 10) liegt als eine Art Saum zwischen dem Stammhirn und dem Großhirn, es stellt gewissermaßen den Übergang zwischen diesen beiden entwicklungsgeschichtlich so verschiedenen Bereichen dar. Es besteht wiederum aus mehreren Gebieten und Lappen, die zum Teil zugleich dem Stammhirn angehören oder sich bis ins Großhirn erstrecken. Es bildet eine Art erster Hirnrinde rund um das Stammhirn, deshalb nennt man es ja auch Archicortex oder Paläocortex (im Gegensatz zum Neocortex, der Großhirnrinde). Man ist heute der Meinung, daß dem limbischen System die entscheidende Rolle bei der Bildung der Gefühle, der Emotionen, aber auch beim instinktiven Verhalten zukommt. Bemerkenswerterweise ist ein Teil des limbischen Systems besonders mit dem Riechsinn verknüpft, der sicherlich früher, bei stammesgeschichtlich älteren Wesen, eine viel wichtigere Rolle spielte – obwohl vieles darauf hindeutet, daß auch heute noch Gerüche unsere Stimmung und Laune sehr beeinflussen können. Bei Tieren spielt übrigens die Instinktsteuerung über den Geruchssin mit Hilfe bestimmter Stoffe (der Pheromone) eine große Rolle; Beispiele sind etwa die Sexuallockstoffe bei den Insekten!
Wenn das Großhirn den intellektuellen Menschen ausmacht, dann das limbische System den emotionellen. Von ihm gehen Affektbetonung und emotionelle Antriebe aus, es beeinflußt die Steuerung der inneren Organe durch das vegetative Nervensystem und durch Hormone, es vermittelt aber auch äußere Einflüsse, wie Krankheit, Verletzung, nervliche Anspannung (stress) und Schmerz

an die anderen Teile des Gehirns und Nervensystems. Störungen im limbischen System führen zu Verschiebungen in unserer Gefühlslage, die durchaus krankhaft wirken können; Spannungssituationen, Angstgefühle, Aggressivitätshandlungen können die Folge sein.

Das Elektroencephalogramm (EEG)

Da das Gehirn, aus Nervenzellen und Bahnen bestehend, sich die meiste Zeit in hoher elektrischer Aktivität befinden muß, liegt es nahe, diese elektrischen Entladungen irgendwie zu messen oder wenigstens nachzuweisen. Genau diese Idee hatte schon im Jahre 1924 der Jenaer Professor HANS BERGER. Er brachte am Schädel von Versuchspersonen Elektroden an und verband sie mit den empfindlichsten damals verfügbaren Meßgeräten. In der Tat fand er wellenartige, allerdings kaum meßbare Spannungsschwankungen („BERGER-Wellen"), die aber zunächst niemand ernst nahm. Heute weiß man, daß die von BERGER entdeckten Gehirnwellen tatsächlich eine ganze Menge über das untersuchte Gehirn aussagen können. Man hat Präzisionsapparate zu ihrer Vermessung entwickelt, die sogenannten Elektroencephalographen. Das Meßergebnis, Elektroencephalogramm (EEG) genannt, gehört zu den wichtigsten Hilfsmitteln der Gehirnuntersuchung, vor allem auch am kranken Menschen. Um ein EEG aufzunehmen, wird eine Reihe von Elektroden – gewöhnlich Metallplättchen, die zwecks besserer Leitung mit Kochsalzlösung befeuchtet sind,

Bild 17. Die verschiedenen Arten der elektrischen Gehirnwellen im Elektroencephalogramm (EEG)

Bezeichnung	Form	Frequenz Hz	Zustand
Alpha-Wellen	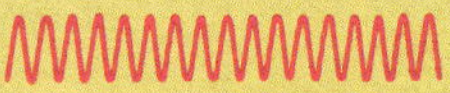	10	Ruhe Entspannung
Beta-Wellen	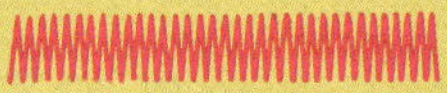	30	Aufmerksamkeit Konzentration geistige Tätigkeit REM-Schlaf
Theta-Wellen	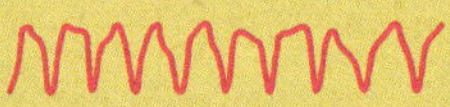	6-7	18. Monat bis 5. Lebensjahr
Delta-Wellen	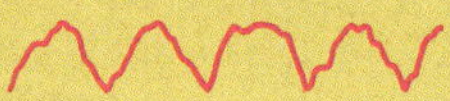	1,5	bis zum 18. Monat Tiefschlaf

an bestimmten Stellen des Schädels angebracht. Zwar wirkt die Knochenhülle als Filter, doch können die gehirnelektrischen Spannungen heute sehr genau und präzise abgenommen werden. Sie sind außerordentlich gering, in der Größenordnung von 10 bis 100 Millionstel Volt (Mikrovolt), und es ist daher eigentlich erstaunlich, daß BERGER 1924 – vor Erfindung der Radioröhren und der darauf beruhenden Verstärker – seine Wellen nachweisen konnte.

Im EEG finden wir rhythmische Spannungsschwankungen, deren Spannungshöhe variiert. Bald aber fand man heraus, daß es weniger auf die Spannungshöhe ankommt, als auf die Frequenz, also die Anzahl der Schwingungen pro Sekunde. Hier haben sich nun einige sehr überraschende und wichtige Befunde ergeben. Wir finden nämlich, daß bestimmten Zuständen des Gehirns ganz bestimmte, charakteristische Wellenmuster zugeordnet sind (Bild 17). Schließt die Versuchsperson die Augen und versucht an nichts zu denken (völlig relaxierter Zustand), so tritt ein Rhythmus auf, der einer Frequenz von etwa 8 bis 12 Wellen pro Sekunde entspricht. Man nennt dies den Alpha-Rhythmus, er entspricht dem ruhenden Gehirn. Es ist bemerkenswert, daß im Gehirn der Zustand des Nichtstuns durch eine so deutliche Wellentätigkeit charakterisiert ist; die Nervenzellen sind also auch dann aktiv, wenn wir überhaupt an nichts denken! Wird nun die Aufmerksamkeit der Versuchsperson erregt, indem sie etwa angesprochen wird, etwas anschauen oder eine Aufgabe lösen muß, so ändert sich das Bild der Gehirnwellen sofort und deutlich: Die Spannung wird etwas geringer, und die Frequenz steigt deutlich. Man findet hier je nach der Art der Tätigkeit 14 bis 30 Wellen pro Sekunde! Hier spricht man vom Beta-Rhythmus, dieser steht offenbar mit dem arbeitenden Gehirn in Zusammenhang. Man könnte sagen, im Alpha-Rhythmus läuft das Gehirn im Leerlauf, während im Beta-Rhythmus ein Gang eingelegt ist.

Wir kennen aber noch weitere Wellentypen. Im Tiefschlaf tritt eine besonders langsame Welle auf; wir nennen sie Delta-Rhythmus. Sie zeigt etwa 0,5 bis 3,5 Schwingungen pro Sekunde. Wie wir auf Seite 21 schon berichteten, hat man diese Schlafphase nach dieser langsamen Welle auch als „langsamen" Schlaf bezeichnet; er ist mit einer allgemeinen Körpererholung verbunden und frei von Träumen. Der Übergang zur zweiten Schlafphase, in der wir träumen (der REM-Schlaf oder „schnelle" Schlaf) ist wieder mit dem Auftreten von rascheren Gehirnwellen verbunden. Man kann also über das EEG die beiden Schlafphasen deutlich unterscheiden. Die rascheren Wellen im schnellen Schlaf weisen schon darauf hin, daß hier im Gehirn etwas los ist; man bringt diese Phase ja auch speziell mit der Gehirnregenerierung in Zusammenhang.

Schließlich haben wir dann noch die Theta-Wellen mit einer Frequenz von etwa 4 bis 7 Schwingungen pro Sekunde. Man glaubt, daß dieser Rhythmus – der besonders deutlich bei Kindern, also gewissermaßen im noch nicht reifen

Gehirn auftritt, mit den Gefühlen in Zusammenhang steht, insbesondere mit Lustentzug und den darauf folgenden aggressiven Reaktionen. Beim reifen Gehirn, das einer ausgeglichenen, beherrschten Persönlichkeit entspricht, treten die Thetawellen zurück; bei manchen krankhaften Gefühlszuständen, die mit heftigem Verhalten verbunden sind, kann man sie deutlich beobachten.
Man identifiziert heute die elektrische Gehirntätigkeit so sehr mit dem menschlichen Leben, daß man als sicheres Zeichen des Todes das völlige Verschwinden der Wellen im EEG ansieht. Bekanntlich ist diese Frage heute, im Zeitalter der Organverpflanzungen, besonders wichtig! Darüber hinaus aber ist das EEG heute auch unentbehrlich für die Erkennung von Abszessen oder Geschwülsten im Gehirn. Diese verringern die Spannung der Gehirnwellen, und wenn man feststellt, wo diese Veränderungen am größten sind, dann kann man die Lage einer Geschwulst oder eines Tumors einigermaßen bestimmen.

Wie unser Gehirn entstand

Exkursion in die Tierwelt

Am Anfang stand die „Reaktion", das heißt, als Antwort auf einen bestimmten Reiz erfolgte eine Handlung. Im primitivsten Falle konnte die Oberfläche selbst diese Reaktion vermitteln: Wenn eine Amöbe etwa Essigsäure berührt, so zuckt sie zurück. Hier ist die ganze Oberfläche des Einzellers das Nachrichtenorgan. Sehr bald aber schon entwickelte die Natur für die Aufnahme von Reizen und ihre Verarbeitung zu Handlungen eigene Strukturen: eben die Nerven. Folgerichtig entstanden sie aus der Haut als dem Organ, das am ehesten Kontakt mit der Außenwelt hat; und noch heute bildet sich im Embryo das Nervensystem aus den gleichen Zellen, aus denen die Haut entsteht. Als dann erste „Nerven" entstanden, wurden sie in das Innere des Körpers verlegt, wo sie eine Art Netz oder strickleiterartige Strukturen bildeten. Solche Nervennetze finden wir etwa bei den Hohltieren und Würmern. Bald aber erfolgte eine Zentralisierung, indem wichtige Bahnen zu einem Strang zusammengefaßt wurden. Daraus entstand dann schließlich über Vorstufen die Wirbelsäule, die der großen Gruppe der Wirbeltiere ihren Namen gab. Immer noch handelte es sich aber einfach um eine Vorrichtung, mit der auf bestimmte Reize ganz bestimmte und ein für allemal festgelegte Antworten erfolgten. Das änderte sich auch nicht, als sich schließlich am oberen Ende der Wirbelsäule Wucherungen von Nervenzellen bildeten, die nichts anderes als die Vorläufer des Gehirns darstellten. Sie waren notwendig, weil die Reaktionen immer komplizierter und vielfältiger wurden; das Nervensystem brauchte gewissermaßen mehr

„Speicherkapazität“, um diese Bewegungsabläufe in Form von festen Programmen aufzubewahren. Dieses urtümliche Hirn nahm langsam an Größe und Kapazität zu und erreichte etwa bei den Reptilien schon eine beträchtliche Ausbildung. Es enthielt nun bereits eine große Menge von recht komplizierten „Programmen“ gespeichert: die Instinkte, angeborene Verhaltensschemen, mit deren Hilfe diese Tiere mit den Aufgaben und Situationen ihres Lebens fertig wurden, nämlich Fressen, Flüchten, Paarung. Dieses Gehirn arbeitete langsam – der Scherz, daß ein Saurier, dem man auf den Schwanz tritt, dies erst nach Minuten merkt, ist nicht ganz unbegründet. Vor allem aber war dieses Gehirn sehr starr: Jeder Reiz führte zur vorgezeichneten Antwort. Hier ergab sich nun gleich ein Problem: Die Fülle der Reize machte dem Gehirn viel Arbeit, denn eine Möglichkeit, unwichtige Reize zu übergehen, gab es ja noch nicht! Das Gehirn dieser Stufe entsprach etwa den Bereichen, die wir heute als Stammhirn bezeichnen.

Als auch dieses nicht mehr ausreichte, begann eine ganz neue Entwicklung. Im Reptilienhirn spielt der Riechbereich noch eine sehr wichtige Rolle; im Zuge der Neuerung aber wurde er gewissermaßen „umfunktioniert“, und zwar zu einer Art Zensur. Er bildete Zentren aus, die die eingehenden Meldungen zuerst auf ihre Wichtigkeit überprüften, bevor sie sie an die Ausführungsstellen weitergaben. Dies war der erste Anfang der übergeordneten Rindenzentren: Bei den Reptilien beginnend, setzte nun zunächst die Bildung des Thalamus als Zensur- und Reduktionszentrum für die Meldungen von außen ein, ferner entstand das limbische System und schließlich die Großhirnrinde. Offenbar hat sich diese Entwicklung dann als so günstig, so überlegen erwiesen, daß sie mit voller Kraft weitergeführt wurde. Als Resultat besitzen wir Menschen heute unser enormes Großhirn – das Stammhirn ist nur mehr ein kleiner Rest. Die Ökonomie dieses Fortschrittes leuchtet sofort ein: Nutzlose Reize werden nicht mehr weitergeleitet, das Gehirn wird enorm entlastet. Ein Frosch, der diese Zensur noch nicht besitzt, flüchtet, wann immer ein Schatten in bestimmter Weise auf seine Augen fällt. Ein Huhn dagegen ist nicht mehr so starr. Sieht es die Silhouette eines Vogels über sich in der Luft, so wird dieser Eindruck zunächst differenziert: Er wird offenbar mit gespeicherten (angeborenen) Inhalten verglichen, und nur dann, wenn dieser Vergleich ergibt, daß es sich um einen Raubvogel handelt, wird die Meldung ans Stammhirn weitergegeben und löst dort die Reaktion „Flucht“ aus. Die Überlegenheit dieses Verfahrens liegt auf der Hand.

Die Evolution des Gehirns

Jedes Lebewesen entwickelte Reaktionen, die ihm halfen zu überleben. Diese Reaktionen wurden immer komplizierter, bis sie zu den Verhaltensweisen führten, wie sie heute von der neuen Wissenschaft der Verhaltensforschung (Ethologie) untersucht werden. Die Ur-Verhaltensweisen bezweckten nur das Überleben: Fressen und sich Vermehren, Selbsterhaltung und Arterhaltung. Somit waren die urtümlichen Verhaltensweisen nichts anderes als angeborene Programme. Als „Grundprogramme" könnten wir etwa anführen:

Friß! Greife an! Paare dich! Fliehe!

Diese Verhaltensweisen werden durch bestimmte Signale ausgelöst, wie sie von den Sinnesorganen dem Gehirn mitgeteilt wurden.

In der weiteren Entwicklung aber kam nun etwas ganz Neues: Das Individuum selbst wurde an der Ausführung der Programme mitbeteiligt, indem sich, zunächst höchst primitiv, das ausbildete, was schließlich zum Bewußtsein wurde. Der erste Schritt in dieser Richtung war vielleicht die Tatsache, daß eine Verletzung an einem Glied nicht nur zur Entfernung des betroffenen Teils aus der Gefahrenzone führte (das wäre eine reine Reaktion), sondern daß der unerwünschte Effekt im Gehirn als Schmerz bewußt wurde. Der Schmerz ist zwar zunächst ein Sinneseindruck, aber er ist ausgesprochen unangenehm, ist also gewiß bereits mit einer Wertung verbunden! Dieses Prinzip hat sich offenbar sehr bewährt, denn auch die anderen Verhaltensweisen erhielten begleitende Bewußtseinskomponenten: die Lust für das Freß- und Paarungsverhalten, die Wut für den Angriff, die Angst für die Flucht. Wir nennen diese Bewußtseinskomponenten Gefühle, sie stellen somit unser Urbewußtsein dar. Wie wir gesehen haben, sind heute die Gehirnforscher der Meinung, daß die Gefühle in der Altrinde, dem limbischen System, gebildet werden. Mit großer Wahrscheinlichkeit dürfen wir heute annehmen, daß Gefühle, also ein Urbewußtsein, dort erstmalig auftreten, wo in der Gehirnentwicklung das limbische System entsteht. Das dürfte etwa bei den Reptilien beginnen; auch die Fähigkeit, Schmerz zu empfinden, dürfte dort erstmalig vorhanden sein.

Wenn auch dieses Urbewußtsein noch sehr verschwommen und diffus war, so stellten die erregten Gefühle doch bereits eine Mitbeteiligung des Lebewesens am Erfolg seiner Verhaltensweise dar. Die Lust wird somit gewissermaßen zu einer Prämie für erfolgreiches Verhalten im Dienst der Selbsterhaltung oder der Arterhaltung.

Die Schaffung immer neuer Rindengebiete im Gehirn führte dann mit der Großhirnrinde schließlich zu unserem Bewußtsein in seiner vollendeten menschlichen Form, das die Außenwelt und die Wechselwirkung unseres Verhaltens mit ihr sehr scharf und genau abbildet und „bewußt macht". Freilich ist es nun nicht mehr bei der alten Prämienfunktion der Gefühle geblieben, das Bewußtsein hilft uns vielmehr, jene Tätigkeit zu vollziehen, die wir Denken nennen, und die es uns ermöglicht, über die angeborenen Programme hinaus bei Bedarf neue Programme zu entwerfen und sie mit anderen möglichen

Programmen zu vergleichen, bevor wir die Handlung einleiten. Am Ende dieser Entwicklung steht also die „Urteilskraft", wie sie der berühmte Philosoph I. Kant beschrieben hat.
Fassen wir also zusammen: Am Anfang war das Signal und der dadurch ausgelöste Reflex. Um ihn wirksamer zu machen, wurde er von einem gewerteten Sinneseindruck begleitet (Schmerz). In ähnlicher Weise wurden den Urverhaltensweisen Gefühle zugeordnet, die zum Urbewußtsein führten. In der weiteren Folge bildete sich dann das eigentliche Bewußtsein, das uns zum Denken befähigt.
Die Evolution des Bewußtseins erfolgte somit in drei Stufen:

1. Stufe: Reflex begleitet von gewertetem Sinneseindruck (Schmerz als Übergang zum Gefühl)
2. Stufe: Verhaltensweisen werden von einem Gefühl begleitet (Lust – Unlust – Wut – Angst)
3. Stufe: Denken als Funktion des Bewußtseins.

Unser Bewußtsein stellt die höchste Stufe dar. Die Gefühle, unser Urbewußtsein, haben wir als Prämien im Kampf ums Überleben erkannt. Die ihnen zugehörigen Verhaltensweisen sind daher außerordentlich mächtig und können vom entwicklungsgeschichtlich viel jüngeren Großhirn-Bewußtsein nicht kontrolliert oder beherrscht werden. Wir könnten auch sagen: Im Zweifelsfalle ist das Stammhirn mächtiger als das Großhirn; Instinkte sind stärker als Willenshandlungen.

Bewußtsein, Persönlichkeit, freier Wille

Da wir gesehen haben, daß man das Gehirn seiner Funktion nach sehr deutlich in verschiedene Untereinheiten gliedern kann, liegt es nahe, eine Art Funktionsmodell zu entwerfen – ähnlich wie etwa ein Radiotechniker den „Schaltplan" eines Radioempfängers entwirft. Dieser Gehirn-Schaltplan braucht keineswegs mit der anatomischen Gliederung übereinstimmen, um so mehr, als wir für manche Bereiche zwar wissen, daß es sie gibt, aber noch nicht, wo sie im Hirn lokalisiert sind – denken wir nur an das Unbewußte! Wir dürfen aber erwarten, daß wir an Hand eines solchen Schaltplans die Gehirnvorgänge besser verstehen und klarer sehen werden.
Im Bild 18 haben wir einen solchen Schaltplan dargestellt. Das Gehirn-Modell besteht aus verschiedenen Funktionseinheiten, die als Kreise gezeichnet und mit Großbuchstaben bezeichnet sind. Die Funktionseinheiten sind miteinander durch Leitungselemente zu einem Blockschaltbild verbunden.
Die einzelnen Funktionseinheiten bedeuten folgendes:
A: Signale von der Außenwelt, wie sie durch die Sinnesorgane als Eindrücke,

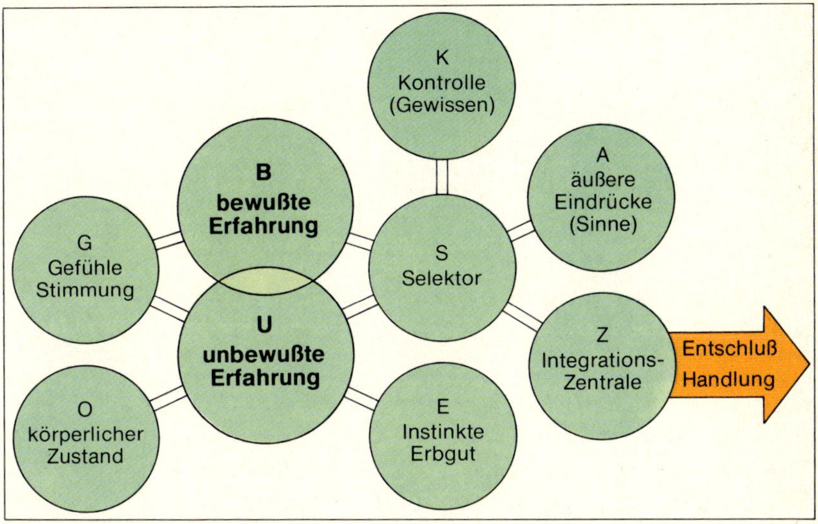

Bild 18. Ein Gehirnschema: Die Funktionen des menschlichen Gehirns und ihre Verknüpfung

Befehle, Meldungen eingebracht werden. In der Computersprache würden wir vom „input" reden. Diese Signale gelangen nun zum Bereich

S: dem Selektor. Dieser wählt aus, reduziert und schickt bestimmte Signale oder auch bestimmte Teile von Signalen ins Bewußte, andere ins Unbewußte. Auf den Selektor wirkt Bereich

K: das Kontrollorgan. Es ist im wesentlichen unser Gewissen oder Über-Ich, in ihm stecken alle Moralvorschriften und Normen. Zugleich ist es auch ein Speicher, da es eine Reihe von Vorschriften enthält. Vom Selektor gelangen die Meldungen dann einerseits in den Bereich

B: das Bewußte. Dies ist der Speicher, der unser Bewußtsein erfaßt und verarbeitet. Er beinhaltet unsere gesamte bewußte Erfahrung. Auf der anderen Seite gelangen Meldungen vom Selektor in den Bereich

U: das Unbewußte. Hier sind alle unsere unbewußten Erfahrungen und Informationen enthalten; *U* ist somit ebenfalls ein Speicher. Die beiden Speicher *B* und *U* überlappen sich, das heißt, die Grenze ist nicht fest. Eine direkte Verbindung zwischen *B* und *U* besteht nicht, das ginge nur über *S*. Beim Vergessen sinkt ein Teil von *B* in den Zwischenbereich oder gelangt über *S* nach *U*. Weiters haben wir den wichtigen Bereich

G: das Gefühlszentrum. Es hat Verbindungen zu *B* – wir werden uns unserer

Gefühle bewußt – und auch zu *U* – wir wissen oft nicht, warum wir schlechter Laune sind, doch wissen wir, daß wir es sind! Ferner haben wir den Bereich

O: das organische oder somatische Zentrum, über das der Körper zum Gehirn Zugang findet. Es wirkt nur auf unser Unbewußtes ein. Über die Verbindung zwischen *O* und *U* findet die Wechselwirkung zwischen Körper und Gehirn statt; ob wir vor Gesundheit strotzen oder erschöpft sind, wird zumindest in einer Art Vorspannung oder Gestimmtheit das Gehirn beeinflussen. Umgekehrt kann über diese Verbindung der Körper auf höchste Aufmerksamkeit oder auf Schläfrigkeit eingestimmt werden. Dann haben wir noch den Bereich

E: Erbinformation; eine weitere Speichereinheit, die alle angeborene Erfahrung enthält, also unser Erbgut (die in den Genen niedergelegte Erbinformation), die angeborenen Verhaltensweisen, die Instinkte. *E* wirkt ebenfalls über das Unbewußte *U*, es hat keine direkte Verbindung zum Bewußten *B*; das heißt, unsere Erbinformation wird uns nicht bewußt.

Vom Selektor *S* führt schließlich eine Verbindung zum Bereich

Z: dem Integrationszentrum, das aus den vielfältigen Meldungen aus den einzelnen Bereichen ein Ganzes macht und endlich zur „Wirkung" führt: dem Entschluß, dem Urteil, der Handlung. Wenn *A* den „input" aufnimmt, so gibt *Z* den „output" ab, die übrigen Bereiche dienen der „Datenverarbeitung". In *Z* findet also unser Denken statt, indem hier gewissermaßen die Stellungnahmen der einzelnen Bereiche miteinander verglichen und beurteilt werden; dabei müssen alle Einzelmeldungen aus den Einzelbereichen über *S* gehen, wo sie noch einer Zensur durch *K* unterworfen sind.

Das Funktionieren dieses Modells macht man sich am besten am Beispiel einer Willenshandlung klar. Zunächst kommen über *A* die Meldungen von außen: etwa daß ein knurrender Hund vor mir steht. Der Selektor *S* verteilt sie nun: Das Bild des Hundes, wie es ist, gelangt nach *B*, aber auch nach *U* wird eine Meldung geschickt, nämlich die, daß es sich um eine gefährliche, bedrohliche Situation handelt! Die Angelegenheit erfordert aber eine Reaktion: Wir müssen am Hund vorbeigehen oder davonlaufen oder ihn verscheuchen, um nur einige Alternativen zu nennen. Die Situation wird daher nun allen Einzelbereichen übermittelt, gewissermaßen mit der Bitte um Stellungnahme. In jedem Bereich wird die Situation dann mit allen gespeicherten Erfahrungen verglichen. Dabei kann sich in *U* ergeben, daß hier ein Fall – nämlich Bedrohung – vorliegt, für den es ein angeborenes Verhalten gibt: in diesem Fall Flucht. Der Bereich *U* wird also dem Zentrum *Z* dringendst zur Flucht raten – dies wird uns freilich nicht bewußt, da der Bereich *B* nicht betroffen ist. Anders wird wahrscheinlich die Beurteilung in *B* erfolgen. Der Vergleich mit der Erfahrung sagt hier zwar auch, daß ein knurrender Hund gefährlich sein kann, aber er sagt weiters, daß die meisten Hunde zwar knurren, aber nicht beißen, daß man durch festes Auftreten den Hund einschüchtern kann, daß man einen Angriff des Hundes vermeidet, wenn man in einiger Entfernung vorbeigeht – kurz, der Bereich *B* wird nach *Z* melden, daß die Situation zwar Vorsicht erheischt, daß aber kein Grund zur Beunruhigung ist, und daß man daher ruhig am Hund vorbeigehen könne. Alle Meldungen gelangen nun über *S* nach *Z*, wobei in *S* nach jeder Meldung zuerst *K* sein Plazet geben muß, ehe sie weitergeleitet wird. In diesem Fall wird keine Normvorschrift verletzt, *K* hat daher nichts einzuwenden. So kann *Z* nun die Einzelmeldungen zu einem Ganzen verarbeiten. Dabei wird es auch berücksichtigen, was *U* über *G* und *O*, die Gefühlslage und die körperliche Verfassung, mitteilt. *Z* kommt so durch Abwägen der Einzelmeinungen schließlich zu einem Urteil: In unserem Fall wird es wahrscheinlich heißen, daß das Instinktverhalten Flucht hier nicht angebracht sei, sondern daß die Argumente aus *B* stichhaltiger sind. Es folgt die entsprechende Handlung: Wir werden, mit der nötigen Vorsicht, am knurrenden Hund vorbeigehen. Ob es gut ging oder schlecht wird als neue Erfahrung in *B* gespeichert – kommen wir später in eine ähnliche Situation, so steht auch die neue Erfahrung zum Vergleich zur Verfügung.

Entspricht der Entschluß, zu dem *Z* gelangte, der Summe der Meinungen aus den einzelnen Bereichen, so handeln wir frei. Kommt dagegen unser Integrierzentrum *Z* zu einem bestimmten Urteil, das aber nicht realisierbar ist, weil es zufolge einer Warnung aus *B* oder *U*, oder recht häufig eines Verbotes aus *K* (das gar nicht begründet zu sein braucht – das ist das Wesen des Gewissens!) mit Sicherheit zu einem für den Organismus nachteiligen Resultat führen würde, so erfolgt *nicht* die diesem Urteil entsprechende Handlung, sondern eine andere. Diese Ersatzhandlung aber ist unfrei, sie entspricht nicht mehr dem freien Willen, sondern erfolgt unter Zwang (oder, wenn man will, aus „Staatsraison"). Ein Beispiel: Ich gehe durch einen einsamen Wald; plötzlich springt ein Räuber mit einer geladenen Pistole vor mich hin und fordert mein Geld. Mein Gehirn arbeitet fieberhaft; die Meldungen besagen, daß die Forderung eine Unverschämtheit sei, der Räuber kein Recht auf mein Geld habe, daß er verbrecherisch handele, ja sogar viel schwächer sei als ich oder daß ich viel besser laufen könne als er – also kein Grund, ihm das Geld zu geben. Leider kommt zugleich aus *B* die kategorische Warnung: Er hat einen geladenen Revolver in der Hand, wenn er abdrückt, bin ich tot. Ich werde ihm daher das Geld geben – zwar unfrei, gegen meinen Willen, aber damit rette ich mein Leben!

Wir glauben, daß unser Gehirnmodell sogar einen so komplizierten und nahezu philosophischen Begriff wie den freien Willen recht gut verständlich macht; er ist letztlich eine Sache der Datenverarbeitung, und die Begriffe „frei" und

„unfrei", die die Handlung begleiten, sind eben Gefühle, die als Begleiterscheinung der Handlung, je nach ihrem Zustandekommen, im Gefühlszentrum gebildet werden.
Schwer verständlich ist die Art und Weise, wie in *Z* die Integrationsarbeit geschieht. Ein erster Versuch, sie besser verstehen zu lernen, liegt in der Gestaltpsychologie vor. Die Gesamtheit der einzelnen Bereiche und die Art ihres Zusammenwirkens aber machen das aus, was wir gewöhnlich als die „Persönlichkeit" eines Menschen bezeichnen.
Als letztes müssen wir uns noch die Frage stellen, ob die Funktionseinheiten unseres Gehirns tatsächlichen Gehirnregionen entsprechen. Leider wissen wir da noch lange nicht genug; sichere Zuordnungen sind erst in einigen Fällen möglich. Nach dem heutigen Stand der Wissenschaft können wir folgende Zuordnungen treffen:
Außenwelt *A:* die Sinnesorgane. Kontrollzentrum *K:* liegt wahrscheinlich in der Großhirnrinde, vielleicht auch in der Altrinde (limbisches System). Bewußtsein *B:* die Großhirnrinde; das Unbewußte *U:* fraglich, vermutlich in der Großhirnrinde und Altrinde, es kämen aber auch Teile des Stammhirns in Frage. Dagegen dürfte es sich beim Selektor *S* ziemlich sicher um den Thalamus handeln, da ja dort, wie wir wissen, die Nervenimpulse erstmals aufbereitet und reduziert werden. Das Gefühlszentrum *Z* liegt in der Altrinde (limbisches System) und im Hypothalamus; vielleicht wirkt auch die retikuläre Formation mit. Das organische Zentrum *O* liegt im Stammhirn, insbesondere Hypothalamus, der ja die Verbindung mit der Hypophyse und dem vegetativen Nervensystem darstellt. Auch die retikuläre Formation spielt hier sicher mit. Das Zentrum der Erbinformation *E* schließlich ist ebenfalls im Stammhirn, besonders im Hypothalamus zu suchen. Das Integrationszentrum *Z* ist sicherlich hauptsächlich in der Großhirnrinde gelegen, da nur dort genügend Kapazität für komplizierte Vorgänge vorhanden ist.
Sehr bemerkenswert ist, daß offenbar die Bereiche des Modells nicht mit bestimmten Bereichen im Gehirn identisch sind: So kann ein bestimmter Bereich im Modell sich im wirklichen Gehirn auf mehrere verschiedene Gebiete verteilen; für *Z* etwa können Zentren im Großhirn, in der Altrinde und im Stammhirn verteilt sein. Dies hängt letztlich damit zusammen, daß offensichtlich unser Gehirn nicht nach einem vorliegenden Plan entstand, sondern sich in einer Evolution von sehr einfachen Anfängen bis zu dem perfekten Instrument entwickelte, das es heute darstellt.

Das unausgegorene Gehirn und die Neurosen

Wenn das Gehirn immer so funktionieren würde, wie wir es gerade vorhin an Hand unseres Modells geschildert haben, dann wäre alles bestens bestellt.

Leider gibt es aber – wie fast immer in weitläufigen komplexen Systemen – häufig Kommunikationsmängel und Verständigungsschwierigkeiten. Diese hängen wieder damit zusammen, daß das Großhirn sich, im Maßstab der Entwicklung gemessen, außerordentlich rasch gebildet hat. Die Folge ist, daß es mit den Querverbindungen zwischen Stammhirn und Großhirn nicht ganz gut bestellt ist; und wenn etwa eine Meldung ans Stammhirn geschickt wird, so geht nicht automatisch eine Parallelmeldung ans Großhirn! Da aber das Stammhirn noch aus der Zeit her, da es allein für das Überleben verantwortlich war, über starke Machtmittel in Form der Instinkte verfügt, kann das zu Mißdeutungen und in der Folge zu Schwierigkeiten führen! Das ist gemeint, wenn wir letztlich unser Gehirn noch als „unausgegoren" bezeichnen.
Wir wollen uns das wieder an einem Beispiel klarmachen. Wir haben schon dargestellt, daß ein knurrender Hund uns keineswegs zu kopfloser Flucht zwingt, weil zwar ins Unbewußte das Signal „Gefahr" geschickt wird, zugleich aber das Bewußte den Hund als vertraut und nicht unbedingt gefährlich erkennt. Wie ist es aber, wenn wir den Hund nicht sehen, wenn also das Großhirn kein Signal empfängt? Denken wir uns, wir gehen nachts durch einen finsteren, dichten, uns unbekannten Wald. Schon das allein erzeugt ein Unlustgefühl, es ist uns „unheimlich" – doch werden wir normalerweise mit Hilfe des Großhirns dieses Gefühl beherrschen, da dieses uns sagt, es sei kein Grund zur Besorgnis vorhanden. Und nun, plötzlich, ertönt von irgendwoher ein Knurren. Wir schrecken zusammen, das Herz klopft, vielleicht stehen uns die Haare zu Berge – kurz, wir haben einen Mordsschrecken gekriegt, und der Körper hat sich durch eine beträchtliche Adrenalinausschüttung auf Kampf oder Flucht vorbereitet (eher auf Flucht, da der Mensch ein „Fluchttier" ist). Das ist ganz offensichtlich eine Fehlhandlung, denn effektiv ist nichts zum Kämpfen oder Flüchten da – geknurrt hat vielleicht nur ein alter Ast, der sich zufällig bewegte, oder ein Käuzchen hat geschrien (wie meist in den Romanen). Wie kann es zu diesem Fehlverhalten kommen? Wir können es wieder mit unserem Gehirnmodell zu erklären versuchen. Die Meldung „da knurrt etwas" kommt zum Selektor. Der schickt sie zum Unbewußten. Ins Bewußtsein kann er keine Meldung schicken, da wir nicht wissen, was geknurrt hat – das Bewußte erfährt also nur den unidentifizierten Laut. Das Unbewußte dagegen reagiert sofort: Es vergleicht das Knurren mit seinen angeborenen Erfahrungen, identifiziert es als ein Signal für höchste Gefahr und leitet nun sofort die nötigen Maßnahmen für Kampf oder Flucht ein. Das Knurren wirkt als Auslöser für einen Instinkt, und daher die heftige Reaktion, gegen die wir nicht ankönnen. Freilich, nach einigem Nachdenken gewinnt das Bewußte doch die Oberhand: Wir werden uns beruhigen. Die erste, instinktive Reaktion aber haben wir nicht verhindern können, weil zwar das Unbewußte

eine signifikante Nachricht erhielt, jedoch nicht zur gleichen Zeit eine ebensolche Nachricht an das Großhirn ging! In allen jenen Fällen, in denen also zwar das Unbewußte, nicht aber das Bewußte wichtige Meldungen erhält, kommt es im Gehirn zu fehlerhaftem Verhalten. Noch ärger ist es, wenn beide Gehirnteile nicht erkennen, daß ein Signal denselben Ursprung hat. Das ist z. B. bei der „Nachtfeind"-Situation so, auf die der Mainzer Psychologe und Arzt J. BILZ hingewiesen hat. Für unsere tierischen Vorfahren war es äußerst gefährlich, wenn sie im Schlaf von einem Feind überrascht wurden. Daher mußte auf die Situation, daß das Tier erwachte und sich einer schwarzen, unbestimmten Silhouette gegenübersah, sofort und wirkungsvoll in Form eines Flucht- oder Angriffs-Verhaltens reagiert werden. Dieser alte Instinkt ist in uns heute noch mächtig. Wir wachen nachts durch ein schwaches Geräusch auf: Über das Bett beugt sich die Großmutter — für das Großhirn kein Grund zur Aufregung. Ganz anders für das Stammhirn: Die Meldung „schwarze Silhouette" führt zum Signal „Nachtfeind", und schon wird der Körper mit allen Mitteln in höchste Alarm- und Reaktionsbereitschaft versetzt. Ein Adrenalinstoß bringt unser Herz auf Hochtouren, wir „schrecken auf", oft genug mit einem Schrei, es wird uns „ganz schlecht vor Schreck". Die besorgte Großmutter, die sich über uns beugt, steht dieser heftigen Reaktion fassungslos gegenüber, und auch wir selbst können nicht mehr verstehen, warum wir so erschreckt sind, denn es „ist ja nur die Großmutter".

Wir sehen, daß es durch mangelnde Querinformation zwischen Großhirn und Stammhirn zu ausgesprochenem Fehlverhalten kommen kann. Das kann so weit gehen, daß der Körper in Mitleidenschaft gezogen wird. Betrachten wir nun einen anderen Fall. Das Stammhirn ist ja auch Initiator von Instinktverhalten, wenn die entsprechenden Signale eintreffen. Ein äußerst starker Instinkt ist der Sexualtrieb, und als Auslösesignal wirkt der begehrte Partner. Es kann nun sein, daß auf einem Menschen ein solches sexuelles Auslösesignal von einem Partner ausgeübt wird, der für ihn aus gesellschaftlichen oder moralischen Gründen nicht in Frage kommt; sei er ein naher Verwandter oder der Ehegatte eines Freundes. Das Stammhirn freilich kümmert sich um solche Hemmungen nicht, diese gehen vielmehr vom Überich, also vom Kontrollzentrum aus. Da der verbotene Wunsch sozusagen nicht gesellschaftsfähig ist, wird er auch gar nicht bewußt, oder besser, er wird aus dem Bewußtsein verdrängt. Allein, er bleibt im Unbewußten als mächtiger Instinkt-Wunsch erhalten und kann nun dort über die Verbindungen, die vom Unbewußten zum Körperzentrum (von *U* nach *O*) gehen, den Körper beeinflussen, zum Beispiel ihn krank machen. Man weiß heute, daß solche Wirkungen in der Tat möglich sind. Die Krankheitserscheinungen nennt man Neurosen oder allgemeiner psychosomatische Krankheiten.

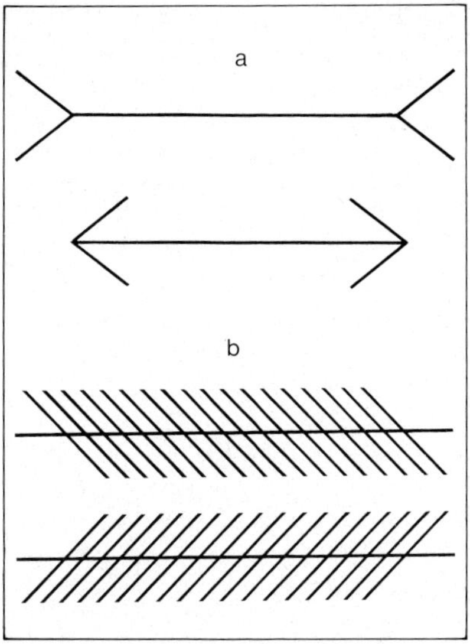

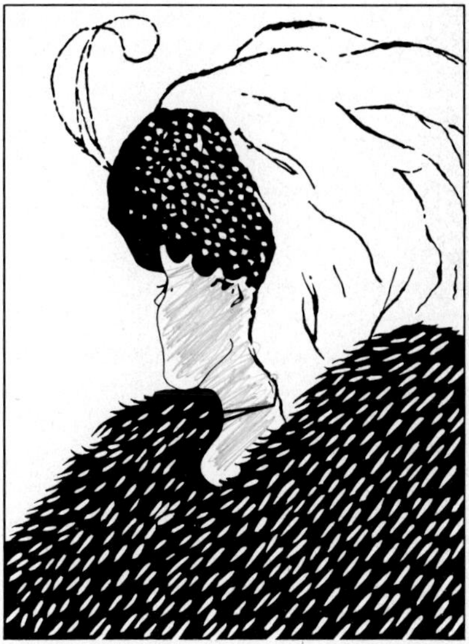

Bild 19 (oben links). Optische Täuschungen: Die beiden Geraden erscheinen dem Auge nicht gleich lang (a) und auch nicht parallel (b)

Bild 20 (oben rechts). Schwiegermutter und Braut in einem Bild

Können wir unser Gehirn beeinflussen?

Wir täuschen unsere Sinne

Daß unsere Sinne nicht perfekt sind, ist eine Binsenwahrheit. Täuschungen des Gehörsinns sind jedem Tonbandamateur vertraut, der mit getrockneten Erbsen, die er in einem Sieb hin und her rollt, Regen „erzeugt". Ja, viele gesellige Scherze beruhen auf der Unzulänglichkeit unserer Sinne; besonders bekannt sind die „optischen Täuschungen" — sie zeigen, wie leicht man unsere Sinne hinters Licht führen kann: Durch bestimmte Tricks wird unser Auge veranlaßt, einen falschen Schluß zu ziehen. Natürlich sind die beiden Geraden in Bild 19 a gleich lang und in Bild 19 b parallel. Es kann auch Bilder geben, bei denen das Auge nicht in der Lage ist, die Mehrdeutigkeit aufzulösen. Betrachten wir etwa Bild 20 längere Zeit, so erblicken wir bald eine junge Frau, bald eine alte – bei einiger Übung können wir die Darstellung sogar willentlich zum „Umklappen" bringen und sehen, was wir wollen.

Etwas anderes sind Versuche, durch die wir das komplizierte „Datenverarbeitungssystem“ unseres Gehirns absichtlich stören. Ein Beispiel: Ein Auto fährt vorbei und wir registrieren die Bewegung. Wenn wir andererseits den Kopf rasch drehen, so bleibt dennoch in Ruhe, was sich nicht wirklich bewegt, etwa die Möbel in meinem Zimmer. Offenbar wirkt hier ein präziser Kompensationsmechanismus. Er teilt dem Auge mit, daß sich nur der Kopf bewegt und verhindert somit falsche Schlüsse. Können wir diesen Mechanismus hintergehen? Versuchen wir einmal, den Augapfel ohne Vermittlung seiner Muskeln zu bewegen, indem wir mit dem Zeigefinger ein wenig unterhalb des äußeren Augenwinkels auf das untere Lid drücken (das andere Auge schließen wir bei dem Versuch). In der Tat ergibt sich etwas völlig Neues, Unerwartetes, denn plötzlich bewegt sich die Umwelt, die Möbel gleiten, machen groteske Sprünge. Was ist geschehen? Offenbar funktioniert der erwähnte Korrekturmechanismus so, daß vom sich bewegenden Augenmuskel eine Nachricht an das Gehirn kommt, die die Bewegung der Augäpfel meldet und die nun von der scheinbaren Bewegung der Umwelt, wie sie das sich bewegende Auge signalisiert, abgezogen wird. Die Differenz ergibt Null – die Umwelt bleibt in Ruhe. Verhindern wir aber die Kontrollmeldung über die Bewegung des Augapfels, so kann die Differenzbildung nicht erfolgen. Das Resultat ist, daß im Gehirn gemeldet wird, die Umwelt bewege sich!

Übrigens kann das Wissen vom Funktionieren unseres Nervensystems zu folgender Wette benutzt werden. Sagen Sie Ihrem Freund, er soll Zeige- und Mittelfinger der rechten Hand zu einem waagrechten V spreizen. Halten Sie einen 20-Mark-Schein so, daß sein unteres Ende gerade zwischen die beiden Finger ragt. Nun lassen Sie den Schein los. Der Freund soll versuchen, durch rasches Schließen der beiden Finger den Schein festzuhalten – wenn er ihn fangen kann, gehört er ihm. Sie können das Experiment ruhig auch mit einem 100-Mark-Schein machen – wenn Ihr Freund nicht gerade ein nervlicher Supermann ist, wird es ihm nicht gelingen, den Geldschein in der geschilderten Art festzuhalten. Wie kommt das? Die Meldung der Augen: „Der Geldschein fällt“ muß zunächst ins Gehirn geleitet werden, dort muß der Befehl „Finger schließen“ gebildet und sodann zu den Fingern geleitet werden, und diese müssen ihn schließlich ausführen. Wir haben gehört, daß die Nerventätigkeit Zeit erfordert – zwar wenig, aber immerhin. Wir bezeichnen gewöhnlich diese Zeit als „Reaktionszeit“ – und wenn die Zeit, die der Geldschein braucht, um zwischen den Fingern durchzufallen, kürzer ist als die Reaktionszeit, so hat das Nervensystem keine Chance! Übrigens können wir diesen Versuch leicht ausnützen, um unsere Reaktionszeit zu messen. Wir schneiden einen etwa 50 cm langen Streifen aus Karton und wiederholen den Versuch. Nun können wir den fallenden Streifen fassen, und zwar bei einer ganz bestimmten

Länge. Wir messen diese Länge; mit Hilfe der Formel $t = \sqrt{2\,s/981}$ können wir aus der Fallstrecke s (in cm) die Fallzeit t (in Sekunden) ausrechnen — und diese ist eben unsere Reaktionszeit. Da man die Reaktionszeit des Menschen mit etwa 0,2 Sekunden annimmt, wird die Fallstrecke gewöhnlich bei 20 cm liegen. Der 20-Mark-Schein ist 14 cm lang, das würde eine Fallzeit von 0,17 Sekunden ergeben; die Reaktionszeit müßte also noch darunter liegen. Es könnte Menschen geben, die so schnell reagieren — dem Verfasser ist noch keiner untergekommen.

Haben wir Macht über unsere Gefühle?

Diese Frage scheint müßig, nachdem wir in früheren Abschnitten immer wieder darauf hingewiesen haben, daß eine direkte, bewußte Lenkung unserer Gefühle nicht möglich sei — was aus der Erfahrung auch ohne weiteres bestätigt wird! Dennoch kennen wir Mittel, wiederum aus der Erfahrung, mit denen man es lernt, seine Gefühle zu beherrschen — sie reichen von einfachen „Tricks“ über die Autosuggestion bis zu so ausgefeilten Methoden wie das autogene Training oder die Yoga-Übungen. Diese sind freilich schwierig auszuführen und nicht jedermanns Sache — ein einfacher, häufig verblüffend wirksamer Trick dagegen ist folgender: Um schlechte Laune zu vertreiben, soll man sich einfach so benehmen, als sei man gut aufgelegt! Wenn einem auch die ganze Welt zum Hals heraushängt; man soll ein Lied singen oder pfeifen und sich so verhalten, als sei man guter Dinge. Und siehe, nach einiger Zeit wird man plötzlich merken, daß die schlechte Laune tatsächlich vergangen ist! So primitiv die Sache klingt, sie funktioniert.
Haben wir nun unsere Gefühle nicht doch bewußt manipuliert? Es scheint so, aber in Wirklichkeit haben wir dabei einen sehr komplizierten Umweg gewählt, durch den wir unser Unbewußtes sozusagen überlistet haben. Der Trick heißt „bedingter Reflex“ (Konditionierung), und die wissenschaftliche Erforschung der Sache geht auf den russischen Forscher I. P. PAWLOW zurück. Der erkannte, daß man Reize koppeln kann. Hunden, denen man Speisen vor die Nase hält, rinnt sozusagen „das Wasser im Mund zusammen“ (wie uns übrigens auch), und der Magen beginnt, Magensaft abzusondern. PAWLOW zeigte den Hunden nicht nur die Speise, sondern ließ jedesmal zugleich eine Glocke ertönen. Dadurch gewöhnte sich das Gehirn daran, den Glockenton mit der Speise zu kombinieren. Im Gehirn wurde offenbar eine neue Querverbindung geschaffen, durch die der Glockenton und die Speise in einen innigen Zusammenhang kamen. Und in der Tat: Nach einiger Zeit genügte der Glockenton allein, um den Hundemagen zur Absonderung von Magensaft zu bewegen! Auf diese Weise konnte durch ein an sich vollkommen neutrales Signal ein

völlig unbewußter Vorgang, eben die Magensaftabsonderung, in Gang gebracht werden!
Etwas Ähnliches spielt sich ab, wenn wir unsere Gefühle beeinflussen. Das Unbewußte weiß, daß für gewöhnlich Pfeifen und Singen Zeichen guter Laune sind – zwischen beiden besteht im Gehirn eine Querverbindung. Wenn wir nun trotz anfänglich schlechter Laune uns bewußt dazu zwingen, diese Symptome guter Laune zu praktizieren, so können wir dadurch einen Einfluß über die bestehende Querverbindung auf den Gefühlsbereich ausüben, und wenn die Querverbindung – der bedingte Reflex – stark genug ist, wird sich unsere Laune bessern! Wir haben dabei natürlich nicht einen direkten bewußten Einfluß ausgeübt, wir haben nur eine bestehende Leitung benutzt, um das Unbewußte zu manipulieren. Wir können diese schon bestehenden Querverbindungen durch Training festigen – das ist der Weg, den die Yogis beschreiten. Übrigens bestehen bei jedem Menschen meist von selbst solche unbewußten Reflexe: Mancher braucht z. B. eine bestimmte Person nur zu sehen, um in Wut zu geraten! Scherzhaft sagt man auch, ein Beamter brauche nur Akten zu erblicken, um einzuschlafen. Hier wären die Akten der Reiz, der über den bedingten Reflex in der retikulären Formation den Schlafbefehl auslöst!
Derselbe Mechanismus kann sogar benutzt werden, um Organe zu beeinflussen, die dem vegetativen Nervensystem unterstehen. Besonders begabte Yogis oder Fakire verstanden es immer schon, ihren Herzschlag zu verlangsamen oder zu beschleunigen – auch sie benutzen dabei den Mechanismus des bedingten Reflexes. Versuche der letzten Jahre haben gezeigt, daß bei bestimmten Anordnungen die meisten Menschen imstande sind, ihre vegetativen Funktionen zu beeinflussen; so konnten Versuchspersonen nicht nur ihren Herzschlag rascher oder langsamer machen, sondern sogar ihren Blutdruck senken oder erhöhen! Freilich, dies gelang nur mit Hilfe einer besonderen Versuchsanordnung, bei der die Personen über den Erfolg ihrer Bemühungen informiert wurden. Aber wer die Mechanismen des bedingten Reflexes kennt und sie anzuwenden versteht, kann in der Tat eine ganze Reihe von unbewußten Vorgängen bis zu einem gewissen Grad steuern, darunter auch seine Gefühle.

Was die Chirurgen entdeckten

Die Gehirnchirurgie ist uralt. Man hat Schädel ausgegraben, die 12 000 Jahre alt sind und die scharf geschabte Löcher in der Knochendecke hatten. Offenbar handelte es sich um gehirn- oder geisteskranke Menschen. Die „Ärzte“ seinerzeit glaubten, deren Leiden seien durch Dämonen verursacht, die sich im Schädel eingenistet hätten. Die Therapie war einfach: Man brauchte nur den

Dämonen einen Ausweg zu zeigen, am besten, indem man den Schädel anbohrte. So schabte der Medizinmann mit seinem scharfen Feuersteinsplitter so lange am Schädelknochen seines (inzwischen meist bewußtlosen) Opfers, bis das lebende, pulsierende Gehirn offenlag. Man nennt solche Operationen Schädeltrepanationen, die nachweislich viele Menschen überstanden haben.

Heute sind Gehirnoperationen eine bemerkenswerte Sache. Da das Gehirn selbst schmerzunempfindlich ist (nur die Hirnhäute tun weh), ist eine Vollnarkose meist überflüssig und die Eingriffe können bei vollem Bewußtsein des Patienten durchgeführt werden. Das war natürlich eine phantastische Gelegenheit für den forschenden Arzt, Beobachtungen zu machen — kein Wunder, daß in der Zeit während oder nach den Weltkriegen, als Gehirnverletzungen häufig waren, wesentliche Einblicke gewonnen wurden. Der kanadische Gehirnchirurg Professor PENFIELD, der in Montreal sehr viele solcher Operationen durchgeführt hat, machte interessante Beobachtungen, wenn er die freigelegten Gehirnschichten elektrisch reizte. Zunächst führten solche Reizungen einfach dazu, daß sich ein Bein oder eine Hand bewegte. Wurden andere Stellen gereizt, so hörte der Patient Melodien oder hatte visuelle Eindrücke. PENFIELD begann hierauf, diese Beobachtungen systematisch weiterzuprüfen; wobei er sich besonders mit den Sprachzentren beschäftigte. Dabei stieß er zufällig auf eine ganz neue Erscheinung: Elektrische Reizung bestimmter Gebiete, und zwar der Schläfenlappen der Großhirnrinde, erzeugte plötzlich im Bewußtsein des Patienten außerordentlich lebendige Erinnerungen an vergangene Erlebnisse! Sie waren so echt, daß zum Beispiel eine Patientin haargenau die Angst verspürte, die sie als Kind bei einer bestimmten Gelegenheit empfunden hatte! Diese Erinnerungen waren viel eindringlicher, als wir sie sonst empfinden, meist auch überraschend, da der Patient sie längst vergessen hatte. Reizung verschiedener Stellen produzierte verschiedene Erinnerungen; es war so, als ob bestimmte Stellen im Gehirn bestimmte Erlebnisse eingeprägt hätten.

Schon vor den aufschlußreichen Beobachtungen PENFIELDs wußte man, daß Verletzungen im Gehirn tiefgreifende Auswirkungen haben können. Am Anfang dieser Erkenntnisse stand der bedauernswerte amerikanische Straßenarbeiter PHINEAS GAGE, dem im Jahre 1848 durch einen Unfall eine meterlange Eisenstange von der linken Wange durch das Gehirn gedrungen und an der Oberseite seines Schädels wieder ausgetreten war. Nach etwa einer Stunde Bewußtlosigkeit konnte GAGE selbst zum Arzt gehen, dabei sprach er und zeigte sich im Vollbesitz seiner geistigen Fähigkeiten. Er wurde operiert und lebte dann noch zwölf Jahre. Nach seinem Tod fand man, daß der Stirnlappen seiner Großhirnrinde beträchtlich beschädigt war. Dies hatte offensichtlich zu keiner Beeinträchtigung seiner geistigen Fähigkeiten geführt; wohl aber erschien seine Persönlichkeit verändert. War er vor dem Unfall bedächtig, überlegt und arbeitsam, so wurde er nachher launisch und unberechenbar, und zeigte wenig Interesse für seine Arbeit. In den hundert folgenden Jahren häuften sich die Anzeichen dafür, daß die Stirnlappen der Großhirnrinde eng mit der affektiven (gefühlsbetonten) Persönlichkeit verknüpft seien. Um 1933 fand man in Versuchen mit Schimpansen, daß die ganze oder teilweise Entfernung der Stirnlappen die Heftigkeit des Gefühlslebens stark reduzieren konnte: Nach dieser Operation waren selbst höchst aggressive Tiere ruhig und friedlich. Als Folge dieser Beobachtungen faßte der portugiesische Chirurg EGAZ MONIZ die kühne Idee, eine ähnliche Operation bei geisteskranken menschlichen Patienten auszuprobieren. Er entfernte dabei nur Teile des Stirnlappens, durchtrennte aber die Verbindungen zu tieferen Gehirnstrukturen. Es zeigte sich sofort, daß eine solche Operation — Lobotomie oder Leukotomie genannt — zu bedeutenden Änderungen in der Persönlichkeit des Patienten führte. Die Kranken wurden gleichgültig, verloren ihre Aggressivität, aber auch ihren Antrieb, und wurden leicht lenkbar. Sie wurden brave, perfekte Untertanen — ihre Eigenpersönlichkeit aber war verlorengegangen. Deshalb wurde diese Operation bald sehr umstritten. Obwohl sie auch heute noch gelegentlich angewandt wird, um schwer Geisteskranken Erleichterung zu bringen, lehnt man sie ab, um Kriminelle zu untertänigen Befehlsempfängern zu machen. Letztlich zerstört die Lobotomie doch die geistige Persönlichkeit, sie ist eine Art seelische Todesstrafe, und steht im Widerspruch zu unseren heutigen Anschauungen von Menschenwürde und Menschenrecht.

Elektrische Steuerung der Affekte

Um das Jahr 1965 sah die Stierkampf-Arena der spanischen Stadt Cordoba ein seltsames Schauspiel. Einem der schnellen, gewandten und aggressiven Kampfstiere stand ein Amateur-Torero gegenüber, dem man sofort ansah, daß er ein Neuling war; auch fehlten ihm die üblichen Insignien des Toreros, Degen und Mantilla. Dafür hielt er ein kleines Kästchen mit zwei Druckknöpfen in der Hand. Ein Knopfdruck — in entfesselter Wut raste der Stier auf ihn zu. Schon trennten nur mehr 20 Schritte Stier und Mensch, da, ein zweiter Knopfdruck — wie vom Blitz getroffen blieb der Stier stehen, scharrte verlegen mit den Hufen im Sand, machte einige unsichere Schritte und wandte sich dann, ein Musterbild von Sanftmut, ab. Was war hier geschehen?

Beim Amateur-Torero handelte es sich um den amerikanischen Gehirnforscher Professor JOSÉ DELGADO, der dem Stier, dem er gegenüberstand, zwei Elektroden ins Hirn gepflanzt hatte. Mittels seines Kästchens konnte er über Radiowellen jeweils die eine oder andere Elektrode elektrisch reizen. Mit dem einem

Impuls versetzte er das Tier in Wut, mit dem anderen dagegen legte er das Wut-Zentrum lahm. Das geschilderte Schauspiel ließ sich beliebig oft wiederholen; es lieferte einen eindrucksvollen Beweis dafür, daß auch die Affekte (= Gemütsbewegungen, Erregungen) elektrisch manipuliert werden können.
Es begann damit, daß der spätere Nobelpreisträger Professor HESS in Zürich 1924 die Technik entwickelte, feine Hohlnadeln in das Gehirn von Katzen einzuführen. Injizierte er damit Chemikalien, so konnte er auffällige Änderungen im Verhalten beobachten. Später bemerkte er dieselben Wirkungen, wenn feine Elektroden eingeführt wurden, durch die er die Nervenzellen elektrisch reizen konnte. Diese feinen Elektroden waren isoliert und nur an der Spitze leitfähig. Sie konnten sehr tief bis in das Stammhirn eingeführt werden. Als HESS lernte, die Elektroden an ganz bestimmten Stellen wirksam zu machen, ergaben sich höchst interessante Befunde. Saßen sie in der retikulären Formation, so führten die Reize zu Haltungsänderungen oder Bewegungen. Reizungen des Hypothalamus wirkten auf vegetative Funktionen ein: Atmung, Blutdruck und Herzschlag wurden verändert; damit bestätigte sich, daß der Hypothalamus eine Art Kontrollinstanz für das vegetative Nervensystem darstellt. Andere Forscher entdeckten mit derselben Methode, daß gewisse Punkte im Hypothalamus Hunger, Appetit und Sättigung kontrollieren: An einer Stelle bewirkten die Reize, daß die Versuchstiere fraßen, auch wenn sie völlig satt waren; anders lokalisierte Reize wiederum verhinderten jede Nahrungsaufnahme, auch wenn das Tier ausgehungert war!
Eine weitere wichtige Entdeckung war das Auffinden von Bezirken, deren Reizung Angst oder Wut hervorrief. Zuerst hielt man diese Affekte für nicht echt (man sprach von „sham rage", das heißt unechter Wut); aber heute weiß man, daß es sich hier um ganz echte Affekte handelt. Solche „Wut-Zentren" hatte DELGADO in den zu Beginn beschriebenen Versuchen elektrisch stimuliert; es besteht kein Zweifel, daß der so in Wut versetzte Kampfstier den Professor ganz real angegriffen hätte, wäre nicht vorher das Stop-Signal gekommen.
Bis zum Jahre 1950 wurde auf diese Weise eine große Zahl von spezifischen „Zentren" im Stammhirn – vor allem Hypothalamus und Thalamus – entdeckt, mit denen Verhaltensformen der Wut und Angst (Aggression), der Nahrungsaufnahme, aber auch des Sexualverhaltens provoziert werden konnten. Diese „Zentren" waren recht klein und oft gar nicht weit voneinander entfernt; offenbar konnten bestimmte Verhaltensformen ganz bestimmten Punkten im Stammhirn zugeordnet werden.
Im Jahre 1953 stieß dann der kanadische Hirnforscher Professor JAMES OLDS auf ein neues und überraschendes Phänomen. Diesmal waren es Ratten, die zur Einsicht verhalfen. OLDS pflanzte seine Elektroden einmal in höhere

Schichten ein, offenbar in der Gegend des limbischen Systems. Der Versuch war so angelegt, daß die Ratte durch Drücken eines Schalters sich selbst einen elektrischen Impuls verabreichen konnte — gewöhnlich geschah dies immer dann, wenn die Ratte bei ihrem ruhelosen Umherwandern zufällig in die Nähe des Schalters kam. Aber einmal lief der Versuch anders: Man beobachtete, daß die Ratte sehr bald begann, den Schalter immer häufiger zu drücken, bis sie schließlich so weit war, sich selbst ununterbrochen elektrische Impulse zuzufügen. OLDS schloß daraus, daß in diesem Fall der elektrische Reiz etwas für die Ratte besonders Angenehmes sein müsse; sonst hätte sie nicht den Schalter mehrere tausend Mal in der Stunde betätigt, und dies 24 Stunden hindurch — bis sie vor Erschöpfung nicht mehr konnte! Viele weitere Versuche führten zum Schluß, daß hier ein sogenanntes Lust-Zentrum (pleasure-center) getroffen war, dessen elektrische Reizung das Gefühl der Lust erzeugte. Bald fand man heraus, daß im Hypothalamus, dem Thalamus und in Teilen des limbischen Systems sehr viele solcher Lust-Zentren verteilt sind; manche davon wirken als Freßlust-Zentren, andere erzeugen Sexuallust. Aber nicht nur Lust-Zentren wurden bei diesen Versuchen — die sich übrigens bald auch auf andere Tiere, wie Affen, erstreckten — gefunden, sondern auch das Gegenteil. Die Reizung von bestimmten Stellen erzeugte im Versuchstier ein Verhalten, das nur erklärt werden konnte, wenn man annahm, daß dabei unangenehme Gefühle erzeugt wurden: Angst, Schreck, Schmerz. Man spricht hier von Unlust-Zentren (punishment-centers), ihre Reizung ist für das Tier offenbar höchst unangenehm, und wenn diese Unlust-Zentren längere Zeit — etwa einige Stunden — gereizt werden, so bleibt das Tier auch nachher verstört, reizbar; es verweigert das Fressen und wirkt geradezu krank. Durch Reizung der Lust-Zentren können diese Wirkungen aufgehoben werden. Es ist übrigens bemerkenswert, daß diese Lust- und Unlust-Zentren in großer Nähe zu solchen Zentren liegen, die die vegetativen Funktionen kontrollieren. So hat man entdeckt, daß ganz nahe an Unlust-Zentren im Hypothalamus Stellen liegen, deren Reizung zu einer starken Absonderung von Magensaft führt — es ist denkbar, daß häufige Reize am Unlust-Zentrum auch das Magensaft-Zentrum reizen, was auf die Dauer durchaus zu Magengeschwüren führen kann!

Man weiß heute, daß im Stammhirn eine große Zahl solcher Lust- und Unlust-Zentren vorhanden ist. Wir wissen noch keineswegs genau, wo sie liegen, wir wissen auch keineswegs, wieviele vorhanden sind. Sie sind extrem klein — Bruchteile eines Millimeters. Manche Forscher haben beobachtet, daß der Effekt einer elektrischen Reizung von höchster Lust zu extremer Unlust wechseln kann, wenn die Elektrode nur um etwa 0,5 Millimeter verschoben wird! Inzwischen wissen wir aus Experimenten, die die Gehirnchirurgen durchführten, daß es auch bei uns Menschen solche Zentren gibt; Lust-Zentren

erzeugen ein Gefühl von Freude, Gelöstheit und Befriedigung, Unlust-Zentren dagegen Unruhe, Ängstlichkeit, Depression und Schrecken. Gelegentlich kann die elektrische Stimulation von Lust-Zentren einen sonst unheilbaren Schmerz lindern. Auch in manchen Fällen von Geisteskrankheiten sowie bei Epilepsie kann die elektrische Gehirnreizung Erleichterung und Hilfe bringen; leider hält diese Wirkung nach Aufhören des Reizes nicht sehr lange an.
In der letzten Zeit versucht man mit elektrischer Gehirnreizung die Aggressivität zu erforschen; durch Ausschaltung von gewissen Stellen im Hypothalamus gelang es, aus höchst aggressiven Mord-Ratten („killer-rats") friedfertige und sanfte Tiere zu machen. Neuerdings gelang es DELGADO, mit einem Computer zwischen limbischem System und tieferem Stammhirn kompliziertere elektrische Reize zu setzen, so daß er tatsächlich einen zanksüchtigen, aggressiven Schimpansen in ein geradezu gütiges und friedfertiges Tier verwandelte.

Gefühle auf Rezept

Im Jahre 1921 entdeckte der spätere Nobelpreisträger OTTO LOEWI, daß an der Übertragung von Nervenimpulsen chemische Substanzen beteiligt seien, und auch HESS fand, daß er durch seine eingepflanzten Hohlnadeln Nervenzellen reizen konnte, wenn er Chemikalien, z. B. Acetylcholin, einführte. Es liegt daher nahe, die Nerventätigkeit, und insbesondere das Gehirn, durch chemische Stoffe zu beeinflussen; nach Möglichkeit sollten diese Stoffe noch dazu gegessen werden können, so daß sie über die Verdauung und das Blut ins Hirn gelangen. Ein solcher Wirkungsmechanismus ist auch denkbar, wenn immer die Stoffe die Blut-Liquorschranke durchbrechen können – und eine ganze Reihe von Stoffen kann das in der Tat. Schon sehr lange kennen wir eine Gruppe von Substanzen, mit denen wir das Gehirn mehr oder weniger betäuben können; wir nennen sie Beruhigungsmittel (Sedative). Sie wurden schon lange benutzt, um Aufregungszustände zu neutralisieren. Freilich betäuben sie das Gehirn als Ganzes und wenn es weitgehend beruhigt ist, dann ist es zugleich auch schon so betäubt, daß es zu einer Tätigkeit kaum mehr imstande ist. Hierher gehören auch die Narkosemittel und die Schlafmittel; beide Stoffgruppen können unser Gehirn zeitweilig außer Gefecht setzen.
Wir haben aber im letzten Kapitel gesehen, daß gewisse Funktionen, gewisse Verhaltensformen, an ganz bestimmte Stellen im Gehirn gebunden sind. Wenn wir daher Stoffe fänden, die nur an diesen Stellen wirksam werden, so bräuchten wir nicht das ganze Gehirn betäuben, sondern könnten gezielt an jenen Stellen angreifen. Es liegt auf der Hand, daß auf diese Weise viel subtilere Wirkungen möglich sein sollten. Wir dürfen erwarten, daß etwa Stoffe, die im Stammhirn oder im limbischen System angreifen, die Großhirnrinde aber in

Ruhe lassen, speziell unsere Gefühlslage verändern werden: chemische Steuerung der Gefühle oder, wie man auch zu sagen pflegt, „Gefühle auf Rezept". Aber gibt es solche Stoffe?
In der Tat hat uns die pharmakologische Forschung in den letzten Jahrzehnten Substanzen beschert, mit denen man diese Ziele weitgehend erreicht. Von den alten Beruhigungsmitteln ausgehend, bemerkte man beim Studium einiger neuerer Stoffe, daß diese in der Tat eine ganz spezielle Wirkung auf die Gefühlszentren ausüben können: manche eine belebende, manche eine dämpfende. Diese neuartigen Beruhigungsmittel, die zuerst unter der Bezeichnung „Tranquillantien" bekannt wurden, haben wirklich neue Maßstäbe gesetzt: Man konnte nun mit bestimmten Stoffen eine so spezielle Beruhigungswirkung ausüben, daß z. B. Prüfungsangst weitgehend verschwand – zugleich aber die Denkfähigkeit voll erhalten blieb, da ja das Großhirn nicht auch zugleich betäubt wurde! Als diese neuen Mittel erstmalig (zunächst rezeptfrei!) auf den Markt kamen, führten sie in kürzester Zeit zu unglaublichen Verkaufszahlen; konnte sich doch jedermann nun um wenig Geld mit Hilfe von Pillen von den Widerwärtigkeiten dieser Welt, von seinen täglichen Nöten und seinem Ärger abschirmen und sein Leben gewissermaßen immer „durch die rosa Brille" sehen! Freilich, bald zeigte sich, daß damit auch die Initiative und Aktivität verlorenging und die künstlichen Glückspilze lebensuntüchtig wurden. Daher stellte man schon sehr bald diese wirksamen Drogen unter Rezeptpflicht. Heute muß der Arzt entscheiden, ob eine chemische Manipulation des Gefühls am Platze ist oder nicht.
Bald fand man auch Stoffe, mit denen man depressive Stimmungen aufhellen konnte, die also gewissermaßen psychische Energie lieferten. Heute kennt man eine Vielzahl von Wirkstoffen unter dem Sammelnamen „Psychodrogen". Im einzelnen sind je nach Wirkungsart sehr viele Bezeichnungen in Verwendung, und leider ist die Bezeichnungsweise nicht einheitlich. Wichtige Teilgruppen sind die aktivierenden Thymeretika (Thymoanaleptika) und die Thymoleptika: Sie lösen Depressionen und heben die Stimmung. Ferner gibt es die Neuroleptika, die bei schweren Nervenstörungen, wie Neurosen, beruhigend wirken, sowie die Ataraktika (Tranquillantien), die Angst und Spannungszustände lösen und unangenehmen Einflüssen gegenüber distanzierend wirken. Man kennt heute von vielen Substanzen auch schon die Art ihrer Wirkung. So greifen die Neuroleptika am Thalamus, Hypothalamus, limbischen System und an der retikulären Formation an; sie haben auch eine gewisse Großhirnwirkung. Reserpin, der bekannte Inhaltsstoff der indischen Pflanzendroge *Rauwolfia serpentina*, beruhigt das Großhirn und stimuliert das Stammhirn; es wirkt als eine Art Bremse für den Übertragungsvorgang in den Synapsen. Die Tranquillantien wirken auf das limbische System, wo sie eintreffenden Reizen

gegenüber eine Art Stoßdämpfer-Funktion ausüben, und auf die retikuläre Formation. Andere wieder stellen sozusagen Impulsfilter an jenen Synapsen dar, die die eingehenden Meldungen vermitteln. Die antidepressiven Thymoleptika verstärken die anregenden (adrenergen) Impulse im Gehirn und führen so zu einer Hebung der Stimmungslage, zur Steigerung der Antriebe und auch zur Lösung von Hemmungen.
Wir sehen, daß wir in der Tat unsere Gefühle mit Hilfe von chemischen Stoffen schon sehr tiefgreifend und sehr gezielt beeinflussen können. Freilich, diese Beeinflussung hat auch ihre Gefahren: Sehr leicht stellen sich Gewohnheit und sogar suchtähnliche Zustände ein. Menschen, denen längere Zeit starke Tranquillantien gegeben wurden, veränderten ihre Persönlichkeit. Ihre intellektuelle Leistungsfähigkeit und ihr psychischer Antrieb nahmen ab, ihr Gefühlsleben verflachte, sie wurden gleichgültig und verloren schließlich jedes Verantwortungsgefühl. So heilsam solche Stoffe in der Hand des Arztes sind, um eine krankhafte, unnormale Stimmungs- und Gefühlslage wieder zurechtzurücken, so gefährlich kann die unkontrollierte Verwendung sein. Selbst der Arzt wird in jedem Fall prüfen, ob die Besserung einer bestehenden Krankheit die Gefahr einer möglichen psychischen Verflachung aufwiegt.

Was dahintersteckt

Die Gehirnhormone

Wir haben schon früher erläutert, daß die Leitungsbahnen der Nerven Unterbrechungen aufweisen, nämlich die Synapsen. Jede Synapse stellt sozusagen einen Umsteigebahnhof der Erregung dar, und daher können verschiedene Nerven über Synapsen miteinander in vielfältiger Weise verbunden sein. Diese Elemente stellen so in der Tat die Verzweigungsstellen im Nachrichtennetz der Nerven dar, einem Netz, das außerordentlich eng und dicht ist. Die räumliche Trennung in der Synapse – der synaptische Spalt – wird durch chemische Boten, die Überträger-Stoffe, überbrückt. Diese Überbrückung ist ein nicht ganz einfacher Vorgang. Zunächst sind die Überträger in Bläschen des Synapsenköpfchens gespeichert. Durch das Nervensignal werden sie frei, diffundieren nun sehr rasch durch den Spalt, erzeugen an der Membran einen neuen Impuls, und müssen dann sofort wieder verschwinden, damit nicht ein „Kurzschluß" entsteht. Dieses Verschwinden wird sichergestellt durch Enzyme, die die Überträger abbauen. Wir sehen ein, daß es sich hier um chemische Vorgänge handelt, die man leicht und vielfältig beeinflussen kann. Hemmt man etwa die Tätigkeit der Abbau-Enzyme, so werden die Überträger stärker wirksam werden und zu längerdauernder Erregung führen; die gleiche Wirkung kann man erzielen, wenn man direkt Überträger-Stoffe zuführt oder ihre Synthese anregt. Die Synapsen sind also die schwachen Stellen im Telefon-Netz der Nerven, dort können Chemikalien jeder Art angreifen, sofern sie nur bis an diese Stellen gelangen können.

Die Überträger aber, die chemischen Boten, die den synaptischen Spalt überbrücken, sind die eigentlichen Ziele, auf die alle diese Angriffe gemünzt sind. Man nennt sie auch Neuro-Transmitter, und etwas salopp kann man sie wohl auch als „Gehirn-Hormone" bezeichnen, da sie wie die Hormone eine Botschaft übertragen, wenn auch nur über die kurze Distanz im synaptischen Spalt. Hier wollen wir uns nun die Frage stellen, welche Transmitter wir kennen, und wo sie wirken. Offenbar müssen an verschiedenen Stellen des Nervensystems verschiedene Überträger wirken, sonst könnten nicht so gezielte Manipulationen möglich sein, wie wir sie als „Gefühle auf Rezept" besprochen haben.

Leider wissen wir hier noch nicht sehr viel. Gesichert ist, daß das vegetative Nervensystem zwei Transmitter verwendet: In seinen körperseitigen (peripheren) Bereichen arbeiten die sympathischen Nerven mit Adrenalin, die parasympathischen mit Acetylcholin; man spricht daher auch von adrenergen und von cholinergen Nerven. Adrenalin, das ein Amin darstellt, wird vom Enzym Monoaminooxidase (MAO) zerstört, Acetylcholin vom Enzym Cholinesterase. Wenden wir uns nun dem Gehirn selbst zu, so wird die Sache sehr rasch recht unsicher. Ohne Zweifel wirkt hier eine ganze Gruppe von Stoffen als Überträger; sicher ist das für Noradrenalin und Acetylcholin, ferner für die beiden Amine Serotonin und Dopamin, sowie für L-Glutaminsäure und Gamma-Aminobuttersäure. Weitere werden vermutet; die Forschung ist hier in vollem Fluß.

Eine wichtige Erkenntnis ist, daß es neben den erregenden auch hemmende Synapsen gibt; die Weiterleitung eines Signals kann daher gefördert oder verhindert werden. Dabei ist es so, daß eine Hemmung eine Nervenzelle unempfindlich macht; um sie zu erregen, muß dann gewissermaßen ein doppelt so starkes Signal kommen. Wiederum hängt es von der chemischen Natur der Überträger ab, ob eine Synapse hemmt oder erregt. Als Hemmungs-Transmitter ist heute die Gamma-Aminobuttersäure (GABS) erkannt; alle anderen früher genannten Überträger dürften erregen.

Bei weitem die wichtigste Rolle werden die Substanzen Noradrenalin, Serotonin und Acetylcholin spielen; zweifellos stellen sie auch die prominentesten Neurotransmitter dar, und sicher sind sie die am besten erforschten. In der Großhirnrinde spielen Noradrenalin und Acetylcholin die entscheidende Rolle als erregende Transmitter; GABS wirkt als hemmender Überträger. Auch in der retikulären Formation spielt Noradrenalin die entscheidende Rolle. Im Stammhirn kommt noch Serotonin hinzu; manche Forscher meinen, es sei der

Gegenspieler des erregenden Noradrenalins und wirke beruhigend. Es stellt auch eine Art Schlaf-Hormon dar, fehlt es, so kommt es zu Schlaflosigkeit. Noradrenalin und Serotonin kommen besonders im Hypothalamus vor. Man spekulierte, daß sie dort analog zum übrigen vegetativen Nervensystem gewissermaßen zwei „Zügel“ repräsentieren: Das Noradrenalin regiert das sogenannte „ergotrope“ System, das den Körper auf nach außen gerichtete Aktivitäten einstimmt, während das Serotonin für das passive, nach innen orientierte „trophotrope“ System zuständig ist. Ein Überschuß an Noradrenalin würde somit zur Erregung, ein solcher an Serotonin zur Depression führen. Dopamin hängt mit der Bewegungskontrolle über die extrapyramidalen Zentren zusammen, fehlt es, so kommt es zur PARKINSONschen Krankheit. Acetylcholin scheint im limbischen System häufig zu sein und daher an der Formung der Gefühle mitzuwirken. Insbesondere konnte durch Reizung cholinerger Nerven im Hypothalamus in Ratten Aggression und Tötungsverhalten provoziert werden! Auf der anderen Seite ist Aggressionsverhalten meist mit einer ergotropen und daher adrenergen Erregung verbunden.

Da jedes Neuron nur eine Art von Transmitter besitzt kann man direkt von bestimmten Leitungsbahnen sprechen: Die cholinergen Bahnen würden Neuronen umfassen, deren Synapsen Acetylcholin benutzen – und analog kann man von adrenergen, serotoninergen oder allgemein von aminergen Leitungsbahnen sprechen. Offenbar kann man solche Leitungsbahnen als Ganzes durch Psychodrogen beeinflussen.

Wir halten also fest: Was die Erregung einer bestimmten Nervenzelle im Gehirn bewirkt, hängt ab vom Ort, an dem sich die Nervenzelle befindet, und vom Transmitter, dessen sie sich in ihren Synapsen bedient.

Biochemie des Gedächtnisses

Wie steht es nun mit dem Gedächtnis? Kann der Chemiker auch dazu schon etwas beisteuern?

Er kann es; und die Ergebnisse können sich sehen lassen. Ungefähr um 1950 begann H. HYDEN in Schweden den Ribonukleinsäure (RNS)-Gehalt der Gehirn-Neuronen bei Lernvorgängen zu studieren. Es zeigte sich, daß beim Lernen der RNS-Gehalt etwas zunahm, vor allem aber wurde dabei die Zusammensetzung der RNS markant geändert. Somit scheint die RNS etwas mit dem Lernen zu tun zu haben; aber heute glaubt man nicht mehr, daß sie die eigentliche „Gedächtnis-Substanz“ ist. Man tippt da eher auf Eiweiß, da man zeigen konnte, daß Stoffe, die die Eiweißsynthese hemmen, die Übertragung von gelernten Dingen ins Dauergedächtnis verhindern.

Die Sache wurde aber noch spannender. Der Amerikaner MCCONNEL begann

1953 mit Plattwürmern (Planarien) zu experimentieren. Diese Tiere, die 10 bis 25 mm lang sind und in Flußläufen vorkommen, gehören zu den einfachsten Lebewesen, die Synapsen und eine Art Gehirn haben. Erstaunlich ist ihre Regenerationsfähigkeit: Schneidet man sie in der Mitte oder auch mehrmals durch, so entsteht aus jedem Teil wieder ein kompletter Plattwurm mit Kopf und Schwanz. McConnel zeigte nun zuerst, daß auch Planarien lernen können; er dressierte sie, auf Lichtreize mit einer Art Zusammenzucken des Körpers zu reagieren. Und nun kam das Erstaunliche: Schnitt er seine Plattwürmer auseinander, so zeigten nach der Regeneration beide Tiere ein „Gedächtnis". Sie erinnerten sich an das erlernte Verhalten bei Lichtblitzen! Was sie gelernt hatten, war also nicht nur im Gehirn, sondern auch in der hinteren Körperhälfte gespeichert. McConnel ging noch weiter: Er gab untrainierten Tieren zerhackte trainierte Tiere zu fressen, und siehe da, auch auf diese „kannibalische" Weise konnte das Gedächtnis übertragen werden! In weiteren Versuchen gelang es dann sogar, aus den trainierten Tieren eine Substanz zu isolieren, die bei Injektion in ungelernte (naive) Würmer diesen das „Gedächtnis" der Spendertiere vermittelte. Ähnliche Ergebnisse wurden dann auch mit anderen Tieren, etwa Goldfischen, Mäusen und Hamstern erzielt.
Somit scheint durch diese Versuche erwiesen, daß es eine Art Gedächtnisstoff gibt. Die Frage ist nun: Welcher Art sind diese Gedächtnismoleküle? Am weitesten genähert hat sich diesem Problem der amerikanische Forscher G. Ungar, der um 1965 mit seinen Versuchen an Mäusen begann. Er brachte diesen Tieren bei, entgegen ihrer eigentlichen Natur die Dunkelheit zu fürchten – und zwar dadurch, daß er Dunkelheit mit einem unangenehmen elektrischen Schlag koppelte und so einen bedingten Reflex erzeugte. Seine „gelernten" Mäuse jedenfalls hatten Angst vor der Finsternis. Wiederum gelang es Ungar, aus dem Gehirn dieser Tiere eine Substanz zu isolieren, mit deren Hilfe er die Angst vor der Dunkelheit auf andere, naive Tiere (Mäuse oder Ratten) übertragen konnte. Nun aber ging Ungar noch weiter: In mühseliger Kleinarbeit isolierte er die Substanz, die diese Angst übertrug. Sie entpuppte sich als ein eiweißartiger Stoff, ein Polypeptid, das aus 14 Aminosäuren (den Grundbausteinen der Eiweiße) besteht. Später gelang sogar die Synthese; das künstliche Produkt konnte ebenfalls Angst vor der Dunkelheit übertragen! Ungar nannte die Substanz „Scotophobin"; er hatte damit in der Tat das erste chemische Codewort des Gedächtnisses isoliert!

Die Psychodrogen

Da also die Synapsen-Chemie eine so wesentliche Rolle bei der Signalverarbeitung im Gehirn spielt, dürfen wir annehmen, daß es viele Substanzen gibt, mit deren Hilfe wir die Gehirntätigkeit beeinflussen können. Solche Stoffe nennen wir Psychodrogen. In der Tat haben unsere Vorfahren schon vor Jahrtausenden solche Stoffe gefunden, überwiegend aus dem Pflanzenreich. Altes Wissensgut ist, daß Kaffee und Tee anregend wirken und Müdigkeit vertreiben; bei manchen Völkern sind noch weitere psychische Anregungsmittel bekannt, wie die Kolanuß und der Kath-Strauch in Afrika, die Blätter des Kokastrauches in Südamerika und die Betelnuß in Indien. Alle diese Drogen enthalten anregende Substanzen, die auf das Großhirn, vielleicht auch auf die retikuläre Formation erregend wirken. Viel wirksamere Stoffe dieser Art, die bereits regelrechte Aufpeitschungsmittel darstellen, stammen freilich aus dem Laboratorium des Chemikers. Es handelt sich hier um die Gruppe der Weckamine, eine Art „Super-Coffein". Ihre bekanntesten Vertreter sind Pervitin und Benzedrin. Sie vertreiben schon in kleinen Mengen Müdigkeit und Schlaf und erhöhen die Arbeitskraft — Sportler „dopen" sich manchmal damit. Nimmt man zuviel, so entsteht ein rauschartiges Wohlbehagen; zugleich kommt es häufig zu Suchterscheinungen — in dieser Hinsicht haben in letzter Zeit die beiden Pharmaka Rosinon neu und AN 1 als sogenannte „pop pills" traurigen Ruhm erlangt. Auch sie werden oft als eine Art Rauschgift mißbraucht. Ärzte und Apotheker dringen darauf, sie unter Rezeptpflicht zu stellen.

Genauso wie man das Gehirn anregen kann, so kann man es auch beruhigen. Auch hier steht uns eine breite Palette von Stoffen zur Verfügung. Eines der ältesten natürlichen Beruhigungsmittel ist sicher der Alkohol, der ja bei uns in seinen vielfältigen Formen wie Bier, Wein, Schnaps, Likör geradezu ein gesellschaftliches Gift ist. Er übt auf das Gehirn eine zunehmende Lähmung aus, die bei der Großhirnrinde beginnt und dann gewissermaßen nach unten, zu älteren Gehirnschichten fortschreitet. Ferner gehören hierher die Schlafmittel und auch die Narkosemittel, die ebenfalls das Gehirn lähmen, wenn nötig, bis zur Bewußtlosigkeit. Eine speziellere Wirkung üben die Psychodrogen aus, die in den letzten Jahrzehnten auf den Markt kamen und die speziell auf die Gefühle einwirken. Am Anfang dieser Entdeckungen stand wieder eine uralte Pflanzendroge, nämlich die *Rauwolfia serpentina,* die in Indien schon vor fast 3000 Jahren verwendet wurde, um erregte, wohl auch geisteskranke Menschen zu beruhigen. Man konnte daraus das Alkaloid Reserpin isolieren, das der erste Vertreter dieser neuen Beruhigungsmittel — der Tranquillantien — war. In der Folge hat man eine große Anzahl ähnlich wirkender Stoffe hergestellt, die sich dadurch auszeichnen, daß sie ganz bestimmte Stellen im Gehirn erregen oder dämpfen (vgl. Seite 54).

Einen Stoff müssen wir noch erwähnen, der auch eine Psychodroge darstellt: den Tabak, der allgemein als Beruhigungsmittel gilt. Freilich steht heute außer Zweifel, daß sein Inhaltsstoff, das stark giftige Nikotin, zu ernsten Gesundheitsschäden und erhöhtem Krebsrisiko führt – doch hindert das offenbar die große Armee der Raucher nicht, mit ihrer qualmenden Zigarette ihre Nervosität zu beruhigen.

Rausch und Bewußtseinserweiterung

Einer der merkwürdigsten Ausnahmezustände unseres Gehirns ist der Rausch, wie wir ihn als Folge kräftigen Alkoholgenusses schon lange kennen. Wie kommt er zustande? Der Alkohol beginnt seine Betäubungswirkung damit, daß er zunächst die jüngsten Schichten des Großhirns betäubt, die normalerweise Hemmungsfunktionen ausüben. Dadurch kommt es zu einer Enthemmung, einer scheinbaren Anregung – zum Zustand, den der sucht, der mit einem Gläschen Wein seine Sorgen vertreiben möchte. Leider bleibt es nicht lange bei dieser „Anregung", und die folgenden Stadien führen rasch zum Vollrausch und zu betäubungsähnlichem Schlaf. Das angenehme beim Rausch ist also die anfängliche Enthemmung, die zu einem Wohlgefühl, einer Euphorie führt. Wir kennen heute eine große Anzahl von Stoffen, die Rauschzustände hervorrufen. Wir nennen sie Rauschgifte. Leider erzeugen viele von ihnen auch eine gefährliche Sucht, von der man nur unter größten Schwierigkeiten und nach langem Aufenthalt im Krankenhaus befreit werden kann. Solche süchtig machende Rauschmittel sind Morphium und Heroin, aber auch Cocain. Nicht direkt süchtig machen die Rauschgifte Mescalin, Psilocybin, Lysergsäurediäthylamid (LSD) und Haschisch – wenngleich auch diese zu einer Gewöhnung führen können, die auf die Dauer Gleichgültigkeit und Lebensuntüchtigkeit hervorruft. Alle Rauschgifte erzeugen bei häufigem Gebrauch ernste Dauerschäden. Die einzelnen Rauschgifte wurden bereits im Band 263 der Kosmos-Bibliothek ausführlich behandelt. Hier beschränken wir uns auf die Erscheinungen des Rausches, die bei den einzelnen Rauschdrogen zwar verschieden sind, aber doch wesentliche gemeinsame Züge aufweisen.

Zunächst führt der Rausch zu einer Enthemmung und zu einer Distanzierung vom trivialen, lästigen Alltagsleben. Weiters wird häufig die Umwelt, also die Außenwelt, in einer verzerrten und verschobenen Weise im Gehirn widergespiegelt. Das kann bis zu Fehlschaltungen der Sinne führen, so daß Töne farbig erscheinen und Farben Klänge liefern. Alltägliches wird plötzlich bedeutungsvoll, man glaubt sich im Besitz weltbewegender Einsichten (freilich bleibt nach dem Rausch höchstens ein Katzenjammer übrig). Die Sinnestäuschungen können bis zu Halluzinationen und Wahnvorstellungen gehen.

Diese Verschiebung der Sinnesleistungen, und vor allem auch die veränderten Bedeutungen und Wertbezüge, die zu einer neuartigen Weltbetrachtung führen, waren die Ursache für die Behauptung, Rauschzustände könnten neue Ein-

sichten erschließen, sogar Zugänge zum Unbewußten bahnen und so zu einer „Bewußtseinserweiterung“ führen. Die Adepten der Rauschdrogen sprachen daher auch von einer „psychedelischen“, also bewußtseinserweiternden Wirkung. In der Tat scheint es möglich, daß im Rausch, offenbar durch Wegfall von Hemmungen der Großhirnrinde, gewisse Inhalte des Unbewußten leichter zugänglich werden; Sicheres weiß man aber hier noch nicht. Und auf jeden Fall geht parallel damit eine massive Störung anderer Hirnbezirke. Das Gehirn wird also durch den Rauschzustand auf jeden Fall negativ beeinflußt; es kommt eher zu einer Bewußtseinsverengung – wenn auch bestimmte Teilgebiete zu Sonderleistungen fähig sind. Da aber das harmonische Zusammenwirken der verschiedenen Gehirnfunktionen gestört ist, fehlt jede Möglichkeit, den Wert jener Sonderleistungen kritisch zu überprüfen – was bleibt, ist ein subjektives Gefühl der Überlegenheit, das aber tatsächlich mit einem in seiner Leistungsfähigkeit stark reduzierten Gehirn einhergeht. Optimal ist ganz gewiß das drogenfreie Gehirn; wird auch nur ein Teil davon betäubt, so sinkt seine Effizienz.
Leider gibt es heute eine große und noch immer wachsende Anzahl vorwiegend junger Leute, die glauben, die Lösung ihrer eigenen und der gesellschaftlichen Probleme durch solche „Rausch“-Erkenntnisse zu finden. Das ist ein Irrglaube; denn bisher wurde noch kein einziges echtes Problem gelöst, wohl aber haben viele Tausende junger Menschen durch Rauschdrogen ihr Leben in bedenkliche Bahnen gelenkt oder wohl auch gänzlich zerstört.

Die Geisteskrankheiten

Die Geisteskranken hatten zu allen Zeiten eine merkwürdige Ausnahmestellung inne. Man wußte nicht recht, ob sie verdammt oder begnadet seien, und ihre Wertung reichte daher auch von Kriminellen bis zu Heiligen. Das drückte sich auch in den Heilungsversuchen aus – von der Schädeltrepanation der Vorzeit über den Tempelschlaf im Altertum, Teufelsaustreibungen im Mittelalter, zu Stockschlägen und Steingewichten auf den Kopf. Musik, Diät, Aderlaß, Auspeitschung und Geißelung; alles spiegelt nur die Hilflosigkeit der Ärzte wider. Später wurden einige wirksame Kuren gefunden: Opium zur Beruhigung, die Fieberbehandlung der progressiven Paralyse, die Heilkrampfbehandlung mit Insulin und Cardiazol, sowie der Elektroschock – die letzten drei Methoden sind fast Roßkuren. Dazu kamen in jüngster Zeit die Behandlungsmethoden der Psychoanalyse, die ganz auf Medikamente verzichten.
Man spricht heute von Psychosen, wenn man die schweren Geisteskrankheiten meint, die einen Aufenthalt in einem Krankenhaus notwendig machen. Daneben kennen wir aber auch die Neurosen, bei denen Verhalten und Fühlen

der Patienten ebenfalls gestört sind; da aber der Kontakt mit der Wirklichkeit noch besteht, ist eine Einweisung in das Krankenhaus meist nicht nötig. Die wichtigsten Psychosen sind die Schizophrenie, die durch irrationales Denken, Teilnahmslosigkeit (Stupor) und völlige Abkehr von der Wirklichkeit gekennzeichnet ist, oft genug verbunden mit unkontrollierbarer und unberechenbarer Heftigkeit und Zerstörungswut; sowie die manisch-depressiven (zyklothymen) Formen. In einigen wenigen Fällen kennt man organische Ursachen – angeborene Defekte, chronischer Alkoholismus, Spätfolgen der Syphilis, Arterienverkalkung. Man spricht dann auch von organischen oder exogenen Psychosen. Für die weitaus größere Zahl der Geisteskrankheiten kennen wir aber keine solche Ursache; man spricht von den endogenen Psychosen, und ihre Herkunft ist bis heute noch nicht geklärt.

Was immer auch der Anlaß für eine solche Störung sein mag – für die eigentliche Ursache hält man heute Abweichungen in den chemischen Vorgängen im Gehirn. Freilich, wir sind noch nicht imstande, diese Fehler genau nachzuweisen – so hat z. B. die jahrzehntelange Suche nach einem „Schizophrenie-Stoff", etwa nach einem besonderen Stoffwechselprodukt, bisher zu keinem überzeugenden Erfolg geführt, obwohl mehrere Hypothesen bestehen. Eine starke Stütze hat diese Lehre dadurch erhalten, daß bestimmte Rauschdrogen bei geeigneter Dosierung Zustände erzeugen können, die Geisteskrankheiten ähnlich sind. Man nennt solche Stoffe Psychotomimetika, und rechnet zu ihnen LSD, Mescalin, Psilocybin, Harmin und andere. Alles das spricht dafür, daß Geisteskrankheiten letztlich dadurch zustandekommen, daß gewissermaßen das Gleichgewicht der chemischen Reaktionen, die sich im Gehirn abspielen, gestört ist. Wüßten wir die Natur dieser Störung genau, so könnten wir gezielt eingreifen und Heilung bringen.

Dennoch aber sind wir nicht ganz hilflos, denn die neuen Psychodrogen haben sich auch hier wirksam erwiesen. Insbesondere die starken Beruhigungsmittel, die Neuroleptika, die am Stammhirn angreifen, haben die Behandlung Geisteskranker in ein neues, menschlicheres Stadium gebracht. Freilich, heilen können sie nicht; aber sie machen die Krankheit erträglicher für den Patienten und auch für seine Umgebung. Die Symptome werden abgeschwächt – so sieht etwa ein an Verfolgungswahn leidender immer noch in jedem Menschen einen Verfolger, doch wird er ihm gleichgültig.

Vielfach können solche Psychodrogen auch eine psychoanalytische Behandlung unterstützen, indem sie Hemmungen abbauen und es dem Arzt leichter machen, eventuelle unbewußte Ursachen für die Erkrankung aufzudecken. Freilich, sollen diese neuen „Seelenmittel" helfen, müssen sie durch längere Zeit genommen werden; viele Neurotiker verhindern selbst wirksame Hilfe, wenn sie schon nach drei Tagen sagen „die Pillen helfen mir nicht" und mit der Einnahme aufhören. Die Fachleute sind sich darüber einig, daß ein Urteil über Erfolg oder Wirkungslosigkeit erst nach drei Wochen regelmäßiger Einnahme zu fällen ist – der Patient muß Geduld haben. Bringt er die auf, und vertraut er seinem Arzt, dann können die Psychodrogen wirklich Erstaunliches vollbringen: echte Heilung bei leichteren Neurosen, beträchtliche Besserung bei schweren Neurosen und entscheidende Entschärfung der Symptome bei den Psychosen. Freilich, die echte Heilung der Geisteskrankheiten durch Zurechtrücken des gestörten Gehirn-Chemismus bleibt vorläufig eine Hoffnung, sie ist aber sicher weit mehr als eine Utopie!

Verhalten: Erziehung oder Vererbung?

Nachdem wir nun die wichtigsten Aspekte der Gehirnfunktion kennengelernt haben, können wir uns der entscheidenden Frage zuwenden: Ist unser Verhalten eine Folge der Erziehung oder haben wir es von unseren Vorfahren, einschließlich der Tiere, ererbt? Diese Frage ist sehr wichtig und spaltet heute die Wissenschaftler in zwei Lager: Viele Soziologen meinen, hier spiele die Erziehung die entscheidende Rolle, und man brauche daher nur die Art der Erziehung zu ändern, um die menschliche Gesellschaft zu verbessern – etwa in dem Sinne, daß die zerstörerischen Kriege aufhören. Andere Forscher – darunter viele Naturwissenschaftler – betonen dagegen, daß zumindest gewisse Verhaltensweisen uns durch die Vererbung gewissermaßen aufgezwungen seien, in Form von Instinkten, gegen die wir mehr oder weniger machtlos sind. Besonders deutlich hat sich dieser Streit am Beispiel der Aggression entwickelt: Die eine Gruppe hält die Aggression für einen Instinkt, den wir uns nicht „abgewöhnen" können – wir müssen daher lernen, mit der Aggression zu leben. Die andere Gruppe hält sie für eine Folge falscher Erziehung und glaubt, durch Vermeidung von Gewalt den Kindern gegenüber – man spricht von antiautoritärer Erziehung – die Aggressivität zum Verschwinden bringen zu können.

Wenn wir uns das Funktionsmodell unseres Gehirns in Erinnerung rufen, wird uns die Entscheidung nicht schwer werden. Beides, Erziehung und Vererbung, bestimmen unser Verhalten. Es gibt zweifellos angeborene Verhaltensweisen, die wir bewußt nicht beeinflussen können. Wohl aber können wir ihre Formen verändern, und zwar in einem Sinne, den wir bewußt festlegen nach Regeln, die wir erlernt haben und zu denen wir erzogen worden sind. Daß wir essen, ist ein echter Instinkt und im Stammhirn verankert; allein, wie wir essen, das können wir bewußt, mit der Großhirnrinde, bestimmen. Somit hat uns zwar die Vererbung gewisse Grundformen des Verhaltens aufgezwungen; was wir aus ihnen machen, ist jedoch unsere Sache und macht letztlich unsere Zivilisation und Kultur aus. Freilich, wenn versucht wurde, angeborene Verhaltensweisen durch künstliche Vorschriften zu unterdrücken, dann mußte dies zu Schwierigkeiten führen. So etwa, wenn getrachtet wurde, die instinktive Sexualität durch Moralgebote zu unterdrücken; wir wissen, daß dies zu verlogenen gesellschaftlichen Formen und wohl auch zu Neurosen geführt hat. Nach allem, was wir wissen, scheint auch die Aggressivität ein angeborener Trieb zu sein, ein echter Instinkt, der sich nicht wegerziehen läßt; wir können nur versuchen sie so zu steuern, daß keine ernsten Schäden entstehen.

Eine Schwierigkeit liegt gewiß darin, daß die Menschwerdung uns aus der unbedingten Herrschaft der Instinkte gelöst hat. Doch ist das bisher nicht in vollem Maße gelungen, und vielfach sind Instinktreste geblieben, die wir bewußt bewältigen müssen. So gibt es bei den Tieren angeborene Aggressionshemmungen, die bewirken, daß Artgenossen einander nicht töten – uns Menschen sind sie verlorengegangen. Dadurch wird der Mensch zum ärgsten Bedroher seiner selbst. „In der Hand die Wasserstoffbombe, die ihm sein Geist beschert hat, im Herzen den von Anthropoiden-Ahnen ererbten Aggressionstrieb, den seine Vernunft nicht zu meistern vermag" – so beschreibt der Verhaltensforscher K. LORENZ diesen Zustand. Zweifellos müssen auch wir Menschen dahin kommen, uns nicht mehr gegenseitig umzubringen; da uns die instinktive Hemmung verlorengegangen ist, muß dies als geistige Leistung der Großhirnrinde erarbeitet werden. Wir müssen unsere Instinkte kennen und genau verstehen lernen, dann werden wir schließlich auch Mittel finden, sie zu kontrollieren und, wenn nötig, im Zaum zu halten – idealistische Theorien allein sind nutzlos. Viele der schwer begreifbaren Unmenschlichkeiten der Menschen können als Instinktrelikte zwar nicht entschuldigt, wohl aber erklärt werden. Und das gibt uns Hoffnung auf eine geistige Bewältigung.